# Leyes y Reglamentos para Enfermeras(os).

## Folleto Gratis de las enmiendas posteriores
en **www.LexJurisBooks.com**

**LexJuris de Puerto Rico**
**Publicaciones CD**
**Dirección:** PO Box 3185
Bayamón, P.R. 00960-3185
**Teléfono:** (787) 269-6435/ 6475
**Email:** Ayuda@LexJuris.com
**Tiendita:** www.LexJurisStore.com
**ISBN:** 9798549252288

## Leyes y Reglamentos para Enfermeras(os).
**Copyrights ©1996-Presente LexJuris®.**
Esta publicación es propiedad de LexJuris de Puerto Rico, Inc./ Publicaciones CD. Tiene todos los derechos de propiedad intelectual sobre el diseño y contenido. Está prohibida la reproducción total o parcial en forma alguna sin el permiso escrito de LexJuris de Puerto Rico o Publicaciones CD.

**Editora:** LexJuris de Puerto Rico
**Diseño y Contenido:** Publicaciones CD
**Preparado por:** Lcdo. Juan M. Díaz

**Hecho en Puerto Rico**
**Febrero, 2025**

# Leyes y Reglamentos para Enfermeras(os).

### Folleto gratis de las enmiendas posteriores
### en www.LexJurisBooks.com

**LexJuris de Puerto Rico**
**Dirección:** PO BOX 3185
Bayamón, P.R. 00960
Tels. (787) 269-6475 / 6435
**Email:** Ayuda@LexJuris.com
**Website:** www.LexJuris.com
**Tiendita:** www.LexJuris-Store.com
**Actualizaciones:** www.LexJurisBooks.com

LexJuris de Puerto Rico
Publicaciones CD.
Derechos Reservados © 1996-Presente

# Leyes y Reglamentos para Enfermeras(os).
# Tabla de Contenido

1. Ley para Regular la Práctica de la Enfermería en Puerto Rico. ............. 1
   Artículo 1.-Título. (20 L.P.R.A. sec. 204 et seq.) .................................... 1
   Artículo 2.-Definiciones. (20 L.P.R.A. sec. 204) ...................................... 1
   Artículo 3.-Organización de la Junta. (20 L.P.R.A. sec. 204a) ................ 12
   Artículo 4.-Nombramientos y Cualidades. (20 L.P.R.A. sec. 204b) ......... 13
   Artículo 5.-Destitución. (20 L.P.R.A. sec. 204c) ...................................... 14
   Artículo 6.-Dietas y gastos de viaje. (20 L.P.R.A. sec. 204d) .................. 14
   Artículo 7.-Reuniones y Cuórum. (20 L.P.R.A. sec. 204e) ...................... 14
   Artículo 8.-Facultades y Deberes de la Junta Examinadora. (20 L.P.R.A. sec. 204f) ................................................................................................. 14
   Artículo 9.-Medidas disciplinarias. (20 L.P.R.A. sec. 204g) .................... 18
   Artículo 10.-Incapacidad para ejercer la profesión. (20 L.P.R.A. 204h)... 19
   Artículo 11.-Procedimientos. (20 L.P.R.A. sec. 204i) .............................. 20
   Artículo 12.-Notificación de Acciones. (20 L.P.R.A. sec. 204j) ............... 21
   Artículo 13.-Penalidades. (20 L.P.R.A. sec. 204k) ................................... 22
   Artículo 14.-Solicitud de licencia y examen de enfermería. (20 L.P.R.A. sec. 204l) .................................................................................................. 23
   Artículo 15.-Personas con licencias de otros estados o del extranjero. (20 L.P.R.A. sec. 204m) ................................................................................ 24
   Artículo 16.-Exámenes. (20 L.P.R.A. sec. 204n) ..................................... 24
   Artículo 17.-Licencia Provisional (20 L.P.R.A. sec. 204o) ...................... 26
   Artículo 18.-Práctica Avanzada. (20 L.P.R.A. sec. 204p) ........................ 26
   Artículo 19.-Solicitud de certificación en áreas de cuidado. (20 L.P.R.A. sec. 204q) ................................................................................................. 27
   Artículo 20.-Licencia Temporera. (20 L.P.R.A. sec. 204r) ...................... 27
   Artículo 21.-Registro y Recertificación. (20 L.P.R.A. sec. 204s) ............ 27
   Artículo 22.-Recargos por no recertificar la licencia y penalidad por práctica ilegal sin recertificación de licencia. (20 L.P.R.A. sec. 204t) ...... 28
   Artículo 23.-Protección de derechos adquiridos. (20 L.P.R.A. sec. 204u) 28
   Artículo 24.-Disposiciones especiales; excepciones. (20 L.P.R.A. sec. 204v) ........................................................................................................ 29
   Artículo 25.-Cláusula Derogatoria. ........................................................... 29
   Artículo 26.-Interpretación. (20 L.P.R.A. sec. 204w) ............................... 29
   Artículo 27.-Cláusula de Separabilidad ..................................................... 30
   Artículo 28.-Vigencia ................................................................................. 30

## 2. Ley del Colegio de Profesionales de la Enfermería de Puerto Rico. ....... 31
Art. 1. Creación. (20 L.P.R.A. sec. 211) .................................................. 31
Art. 1-A. Definiciones. (20 L.P.R.A. sec. 211a) ....................................... 31
Art. 2. Facultades. (20 L.P.R.A. sec. 211b)............................................... 32
Art. 3. Miembros. (20 L.P.R.A. sec. 211c) ............................................... 33
Art. 4. Colegiación obligatoria. (20 L.P.R.A. sec. 211d) .......................... 33
Art. 5. Organización. (20 L.P.R.A. sec. 211e) ......................................... 34
Art. 6. Junta de Gobierno, integración. (20 L.P.R.A. sec. 211f) ............... 34
Art. 7. Reglamento. (20 L.P.R.A. sec. 211g) ............................................ 34
Art. 8. Cuota. (20 L.P.R.A. sec. 211h)...................................................... 34
Art. 9. Obligación de todo patrono de requerir de forma compulsoria evidencia de colegiación anualmente. (20 L.P.R.A. sec. 211i) ................. 35
Art. 10. Suspensión por falta de pago. (20 L.P.R.A. sec. 211j)................. 35
Art. 11. Interdictos contra actos ilegales. (20 L.P.R.A. sec. 211k) ........... 36
Art. 12. Anterior, Derogado en Septiembre 15, 2004, Núm. 305, art. 11. 36
Art. 12. Representación de colegiados (20 L.P.R.A. sec. 211*l*) ................ 36
Art. 13. Penalidades. (20 L.P.R.A. sec. 211m) ........................................ 37

## 3. Ley para Crear el Colegio de Enfermería Práctica Licenciada. ............ 38
Art. 1. Constitución. (20 L.P.R.A. sec. 235) ............................................. 38
Art. 2. Definiciones. (20 L.P.R.A. sec. 235a) ........................................... 38
Art. 3. Facultades. (20 L.P.R.A. sec. 235b)............................................... 39
Art. 4. Miembros. (20 L.P.R.A. sec. 235c) ............................................... 40
Art. 5. Colegiación obligatoria. (20 L.P.R.A. sec. 235d) .......................... 40
Art. 6. Gobierno. (20 L.P.R.A. sec. 235e)................................................. 40
Art. 7. Junta de Gobierno. (20 L.P.R.A. sec. 235f) ................................... 40
Art. 8. Reglamento. (20 L.P.R.A. sec. 235g) ............................................ 40
Art. 9. Cuota anual - Determinación. (20 L.P.R.A. sec. 235h).................. 40
Art. 10. Falta de pago. (20 L.P.R.A. sec. 235i) ........................................ 41
Art. 14. Representación. (20 L.P.R.A. sec. 235j) ..................................... 41
Art. 15. Penalidades. (20 L.P.R.A. sec. 235k).......................................... 41

## 4. Ley para establecer un Salario Mínimo para los profesionales de la Enfermería en el Sector Privado................................................................ 42
Artículo 1.- [Salario Mínimo] .................................................................. 42
Artículo 2.- [Excepción]........................................................................... 43
Artículo 3.- [Excepción autorizado por el Secretario del Trabajo] ........... 43
Artículo 4.- [Reglamentación y Multas].................................................... 43

Artículo 5.- [Vigencia] .................................................................. 43

## 5. Ley para establecer las Escalas de Salario de Enfermeras en el Servicio Público ........................................................................................... 44
Artículo 1.- [Salarios] ................................................................... 44
Artículo 2.- [Salarios escalonados] ............................................. 45
Artículo 3.- [Aplicación Prospectivo] ......................................... 45
Artículo 4.- [Diferencial en sueldo] ............................................ 45
Artículo 5.- [Vigencia] .................................................................. 45

## 6. Reg. 9104 Reglamento para Regular la Profesión de la Enfermería en Puerto Rico ..................................................................................... 46
### Capítulo I: Disposiciones generales ...................................... 47
Regla 1: Título .............................................................................. 47
Regla 2: Base Legal ..................................................................... 47
Regla 3: Aplicabilidad y alcance ................................................. 47
### Capítulo II: Definiciones ........................................................ 47
### Capítulo III Junta Examinadora de Enfermería de Puerto Rico ....... 55
Regla 1: Organización ................................................................. 55
Regla 2: Nombramientos y cualidades. ..................................... 55
Regla 3: Destitución .................................................................... 55
Regla 4: Dietas y gastos de viaje ................................................ 56
Regla 5: Reuniones y quórum. ................................................... 56
Regla 6: Facultades y deberes .................................................... 56
Regla 7: Elección Posiciones Oficiales ...................................... 59
Regla 8: Términos ........................................................................ 59
Regla 9: Vacantes ......................................................................... 59
Regla 10: Deberes del Presidente ............................................... 59
Regla 11: Deberes del Vicepresidente ....................................... 60
Regla 12: Deberes del Secretario ............................................... 60
Regla 13: Deberes de los Miembros .......................................... 60
Regla 14: Director Ejecutivo de la Junta ................................... 61
Regla 15: Asesor legal .................................................................. 61
Regla 16: Comités consultivos de la Junta ................................ 61
Sección 1: Descripción ................................................................ 61
Sección 2: Comités consultivos .................................................. 61
Sección 2.1: Comité consultivo para reválida: ......................... 61
Sección 3: Criterios para nombrar los miembros .................... 62

Sección 5: Términos ... 62
**Capítulo IV Categorías en práctica de enfermería y sus Funciones ... 63**
Regla 1: Categorías ... 63
Regla 2: Funciones generales a todas las categorías ... 63
Regla 3: Funciones generales de práctica avanzada ... 63
Regla 3: Descripción y Funciones de la Practica Avanzada ... 63
Sección 1: Especialista clínico ... 63
Sección 2: Funciones Enfermero(a) Obstétrica o Partera/o ... 65
Sección 3: Funciones Enfermera( o) Anestesista ... 66
Sección 4: Funciones "Nurse Practitioner" ... 66
Regla 4: Funciones de la Categoría de Enfermera(o) Especialista ... 67
Sección 1: Maestría con el Rol de Educación ... 67
Sección 2: Maestría con el Rol de Administración ... 68
Regla 5: Funciones Categoría Enfermera(a) Generalista ... 69
Regla 6: Funciones Categoría Enfermera( o) Asociada (o) ... 73
Regla 7: Funciones Categoría Enfermera( o) Práctica( o) ... 75
**Capítulo V Solicitud de Licencia y Examen de Reválida ... 77**
Regla 1: Requisitos Generales ... 77
Regla 2: Licencia Provisional ... 78
Regla 3: Licencias ... 79
Sección 1: Cambio de Licencia de Asociado a Generalista ... 80
Sección 2: Licencia de Mayor Rango ... 80
Sección 3: Requisitos para Solicitar Licencia en la Categoría de Práctica Avanzada ... 80
Regla 4: Licencia Temporera (permiso temporero) con fines educativos ... 81
**Capítulo VI Exámenes de Reválida ... 81**
Regla 1: Propósito del Examen de Reválida ... 81
Regla 2: Idioma y Frecuencia de los Exámenes ... 81
Regla 3 Formato o técnica de las preguntas ... 81
Regla 4: Contenido del Examen ... 82
Sección 1: Categorías de Práctica, Asociado y Generalistas ... 82
Sección 2: Categorías de Práctica Avanzada ... 82
Regla 5: Puntuación Mínima Aprobación ... 83
Regla 6: Notificación de Resultados ... 83
Regla 7: Solicitud de Revisión de Examen ... 83
Sección 1: Requisitos de Forma ... 84
Sección 2: Presentación del Recurso ... 84
Regla 8: Procedimiento de Revisión de Examen ... 84

Regla 9: Comunicación con Miembros de la Junta. ............................... 84
Regla 10: Convocatoria de Examen ......................................................... 84
Regla 11: Diseño del Examen y Calificación del Examen ....................... 85
Regla 12: Guía de Estudio para el Aspirante a Reválida .......................... 85
Regla 13: Conducta durante el Examen .................................................... 85
Regla 14: Acomodo Razonable ................................................................. 86
**Capítulo VII Registro y recertificación de licencias ........................... 86**
Regla 1: Registro y Recertificación .......................................................... 86
Regla 2: Requisitos para Recertificación de las Licencias y Certificación en Áreas de Cuidado ................................................................................. 86
Sección 1: Horas de educación continua ................................................... 87
Sección 2: Otros Requisitos para Recertificación ..................................... 87
Regla 3: Solicitudes de Personas con Licencias de otros Estados o del Extranjero .................................................................................................. 88
Regla 4: Requisitos Otras Categorías ....................................................... 89
Sección 1: Requisitos: ............................................................................... 89
Sección 2: Licencia de Enfermera (o) de Práctica Avanzada: Extranjero. 90
Regla 5: Inactivación de Licencia ............................................................. 90
**Capítulo VIII Certificación Programas Académicos de Enfermería.. 90**
Regla 1: Requisitos Mínimos .................................................................... 90
Regla 2: Información sobre Programa Académico ................................... 91
Regla 3: Mínimo de Horas de Clínicas ..................................................... 91
Regla 4: Requisitos Práctica Avanzada ..................................................... 91
Regla 5: Programas Nuevos ...................................................................... 91
Capítulo IX Certificación en áreas de cuidado de enfermería .................. 92
Regla 1: Definición ................................................................................... 92
Regla 2: Requisitos Programas de Estudios Conducentes a Certificaciones ................................................................................................................... 92
Sección 2.1: Institución Educativa ............................................................ 92
Sección 2.2: Recursos Humanos ............................................................... 93
Sección 2.3: Programa de Estudios ........................................................... 93
Sección 2.4: Descripción de Funciones .................................................... 93
Sección 2.5: Duración del Programa y Recertificación de Estudios ........ 93
**Capítulo X Medidas Disciplinarias ...................................................... 94**
Regla 1: Violaciones a la Disposiciones de la Ley 254 ............................ 94
Regla 2: Incapacidad para Ejercer la Profesión ........................................ 95
Capítulo XI Penalidades ............................................................................ 95
Regla 1: Delitos y Sanciones ..................................................................... 95

Regla 2: Recargos por no Recertificar la Licencia y Penalidad por Práctica Ilegal sin Recertificación de Licencia. .................................................. 96
**Capítulo XII Procedimiento ante la Junta** ............................................ **97**
Regla 1: Proceso de Quejas y Querellas ante la Junta ............................. 97
Regla 2: Vistas Administrativas e Investigaciones .................................. 97
Regla 3: Inhibición de los Miembros en Procedimientos ante la Junta ..... 98
Regla 4: Reconsideración de una Decisión de la Junta ............................ 98
Regla 5: Récord de la Junta .................................................................... 99
**Capítulo XIII Acciones ante la Junta por Patrono y Entidades Gubernamentales** ................................................................................. **99**
**Capítulo XIV Protección de Derechos Adquiridos** ............................. **99**
Regla 1: Licencia .................................................................................. 99
**Capítulo XV Patrón de Personal** ........................................................ **99**
**Capítulo XVI Disposiciones Especiales** ............................................. **100**
**Capítulo XVII Cláusula Derogatoria** ................................................. **100**
**Capítulo XVIII Interpretación de la Ley** ........................................... **100**
Regla 1: Protección de Derechos Adquiridos por la Ley 9 del 11 de octubre de 1987 .................................................................................. 100
**Capítulo XIX Cláusula de Separabilidad** .......................................... **100**
**Capítulo XX Vigencia** ........................................................................ **101**

**7. Reg. 9651 Reglamento de Educación Continúa para la Recertificación Profesional de la enfermería en el Estado Libre Asociado de P. R. ........ 102**
**CAPITULO I** ......................................................................................... **103**
Articulo I - Base Legal ......................................................................... 103
Articulo II - Derogación ....................................................................... 104
Articulo III - Aprobación ...................................................................... 104
Artículo IV - Vigencia .......................................................................... 104
Artículo V - Propósito .......................................................................... 104
**CAPITULO II** ....................................................................................... **105**
Articulo I - Aspectos generales del Reglamento .................................... 105
Articulo II - Objetivos .......................................................................... 106
Artículo III - Título .............................................................................. 107
Artículo IV -Aplicabilidad .................................................................... 107
**CAPITULO III** ...................................................................................... **107**
Articulo I - Definiciones ...................................................................... 107
**CAPITULO IV** ...................................................................................... **109**
Articulo I- Recertificación a Base de Educación Continua .................... 109

Sección I - Frecuencia ................................................................. 109
Sección II - Requisitos ................................................................ 109
Sección III - Evidencia de Participación ................................... 110
Sección IV - Procedimiento de Recertificación ........................ 111
Sección V - Convalidación de Experiencias Educativas .......... 111
Sección VI - Exención por Estudios y Diferimiento para la Recertificación
................................................................................................... 114
Sección VII - Recertificación de la Persona Profesional de Enfermería. 115
Sección VIII- Pago de Derechos ................................................ 116
Sección IX - Recargos porno Recertificar y Registrar la Licencia .......... 116
Sección X- Penalidad ................................................................. 116
Sección XI- Responsabilidad de la persona profesional de enfermería .. 118
**CAPITULO V ......................................................................... 118**
Artículo I- Comité Asesor de Educación Continua ................... 118
**CAPITULO VI ........................................................................ 119**
Artículo I - Requisitos para los proveedores de educación continua ...... 119
Articulo II -Actividades de Educación Continua ...................... 121
**CAPITULO VII ....................................................................... 124**
Artículo I - Procedimiento de Vista Administrativa: De Naturaleza Investigativa y de Naturaleza Cuasijudicial Adjudicativa ante un Oficial Examinador. ............................................................................... 124
**CAPITULO VIII ..................................................................... 128**
Articulo I- Disposiciones Misceláneas ...................................... 128

**8. Reg. 9411 Reglamento para Establecer el Salario Mínimo a ser Devengado por un(a) Profesional de la Enfermería en el Servicio Público.**
................................................................................................... 130
Artículo 1. Disposiciones Generales ......................................... 130
1.1 Título ................................................................................... 130
1.2 Base Legal ........................................................................... 130
1.3 Propósito .............................................................................. 130
1.4 Derogación .......................................................................... 131
1.5 Definiciones ........................................................................ 131
Articulo 2. Aplicabilidad............................................................ 133
Artículo 3. Salario Mínimo de las(los) Profesionales de la Enfermería en el Servicio Público ........................................................................ 133
Artículo 4. Obligaciones del Patrono en el Sector Público ....... 133
Artículo 5. Personal de Enfermería por Jornada Parcial ........... 133
Artículo 6. Convenios Colectivos .............................................. 134

Artículo 7. Cumplimiento con Normativas Vigentes de la Oficina de Gerencia y Presupuesto y la Oficina de Administración y Transformación de los Recursos Humanos en el Gobierno de Puerto Rico. ...... 134
Artículo 8. Separabilidad.................................................................. 135
Artículo 9. Vigencia .......................................................................... 135

## 9. Código de Ética Profesional de la Enfermería en Puerto Rico. ........... 136
Sección I - Base Legal...................................................................... 136
Sección II - Propósito y Alcance...................................................... 136
Sección III - Aprobación .................................................................. 136
Sección IV - Vigencia ...................................................................... 137
Sección V - Definiciones.................................................................. 137
Sección VI. Introducción.................................................................. 139
Sección VII - Cánones de Ética Profesional Principios y Fundamentos Inherentes a los Cánones de Ética. .................................................... 140
Canon 1 - Principio de Beneficencia................................................. 140
Canon 2 - Principio de No Maleficencia .......................................... 140
Canon 3 - Principio de Autonomía ................................................... 141
Canon 4 - Principio de Justicia ......................................................... 141
Deberes de la Persona Profesional de Enfermería hacia la Persona Paciente. ............................................................................................ 141
Canon 5 ............................................................................................. 141
Canon 6 ............................................................................................. 141
Canon 7 ............................................................................................. 142
Canon 8 ............................................................................................. 142
Canon 9 ............................................................................................. 142
Canon 10 ........................................................................................... 143
Canon 11 ........................................................................................... 143
Canon 12 ........................................................................................... 143
Canon 13 ........................................................................................... 143
Canon 14 ........................................................................................... 143
Canon 15 ........................................................................................... 144
Canon 16 ........................................................................................... 144
Deberes de la Persona Profesional de Enfermería en su Práctica Profesional. ........................................................................................ 144
Canon 17 ........................................................................................... 144
Canon 18 ........................................................................................... 144
Canon 19 ........................................................................................... 144
Canon 20 ........................................................................................... 145

Canon 21 .................................................................................. 145
Canon 22 .................................................................................. 145
Canon 23 .................................................................................. 145
Canon 24 .................................................................................. 145
Deberes de la Persona Profesional de Enfermería hacia sus Colegas y Demás Profesionales de la Salud que Intervienen con la Persona Paciente. .................................................................................................. 146
Canon 25 .................................................................................. 146
Canon 26 .................................................................................. 146
Canon 27 .................................................................................. 146
Canon 28 .................................................................................. 146
Canon 29 .................................................................................. 146
Canon 30 .................................................................................. 146
Canon 31 .................................................................................. 147
Canon 32 .................................................................................. 147
Deberes de la Persona Profesional de Enfermería con su Profesión. ....... 147
Canon 33 .................................................................................. 147
Canon 34 .................................................................................. 147
Deberes de la Persona Profesional de Enfermería con la Sociedad ........ 147
Canon 35 .................................................................................. 147
Canon 36 .................................................................................. 147
Canon 37 .................................................................................. 147
Canon 38 .................................................................................. 148
Canon 39 .................................................................................. 148
Canon 40 .................................................................................. 148
Deberes de la Persona Profesional de Enfermería hacia la Humanidad.. 148
Canon 41 .................................................................................. 148
Canon 42 .................................................................................. 148
Canon 43 .................................................................................. 148
Canon 44 .................................................................................. 149
Canon 45 .................................................................................. 149
Sección VIII - Debido Proceso de Ley Mediante Vista Adjudicativa ante la Junta Examinadora de Enfermería para Resolver Quejas y Controversias Éticas de Profesionales de Enfermería. ..................................................... 149

# Leyes y Reglamentos para Enfermeras(os).

## 1. Ley para Regular la Práctica de la Enfermería en Puerto Rico.

Ley Núm. 254 de 31 de diciembre de 2015, efectiva 6 meses después de su aprobación.

**Artículo 1.-Título. (20 L.P.R.A. sec. 204 et seq.)**

Esta Ley se conocerá como la "Ley para regular la práctica de la enfermería en Puerto Rico".

(Diciembre 31, 2015, Núm. 254, art. 1, efectivo 6 meses después de su aprobación.)

**Artículo 2.-Definiciones. (20 L.P.R.A. sec. 204)**

A los fines de esta Ley, los siguientes términos tienen el significado que se indican a continuación:

(a) Enfermería.- Es la ciencia y el arte de brindar cuidado de salud a individuos, familias, grupos y comunidad tomando en consideración las etapas de crecimiento y desarrollo en la cual se encuentren. Su campo de acción es la promoción y el mantenimiento de la salud, la prevención de las enfermedades, participación en sus tratamientos, incluyendo la rehabilitación, y preparación para la muerte. El objetivo de la enfermería es aportar significativa y deliberadamente al máximo bienestar físico, mental, social y espiritual del ser humano.

(b) Práctica de la enfermería.- Es el conjunto de todas aquellas acciones, juicios y destrezas basadas en un cuerpo sistemático de conocimientos de la enfermería, de las ciencias biológicas, físicas, sociales, tecnológicas y de la conducta humana, necesarias para cuidar a los individuos, los grupos, la familia y la comunidad.

La práctica incluye la formulación de diagnósticos de enfermería o diagnósticos clínicos, atender y prevenir problemas de salud de las personas que requieran intervención de enfermería, cuidar y rehabilitar al enfermo y la ejecución de medidas terapéuticas dependientes e independientes, de acuerdo con el nivel de preparación y de conformidad con las leyes vigentes en el Estado Libre Asociado de Puerto Rico. Incluye el cumplimiento de aquellas funciones delegadas de acuerdo al nivel de preparación, autorizadas por la Junta Examinadora de Enfermería de Puerto Rico en su reglamento. Incluye, además, otros roles tales como administración, supervisión, educación, investigación y consultoría, entre otros.

La práctica de enfermería se reconoce como un servicio social esencial con autonomía, que participa y colabora con otras disciplinas para promover el estado óptimo de salud. Se reconoce el derecho de establecer práctica privada e independiente al profesional de enfermería en las categorías de enfermero/a generalista, especialista y de práctica avanzada. Se reconoce el derecho de todo ciudadano a recibir servicios de calidad y en cantidad suficiente de acuerdo a la categorización de cuidado que corresponda. Un elemento requerido para la práctica de la enfermería en la categoría de práctica avanzada es la obtención de una cubierta adecuada, según definida por la Junta, de protección contra impericia profesional, antes de que cobre vigencia ninguna licencia expedida por la Junta.

(c) Junta.- Se refiere a la Junta Examinadora de Enfermería de Puerto Rico, organizada por esta Ley. Es el organismo legalmente constituido para regular la práctica de la enfermería en Puerto Rico. Su misión es el asegurar un proceso de licenciamiento para la protección del consumidor; garantizando que las enfermeras y enfermeros de Puerto Rico ejerzan la misma conforme a esta Ley.

(d) Enfermero/a Registrado/a Licenciado/a.– Es la persona autorizada por la Junta Examinadora de Enfermería para ejercer la enfermería en Puerto Rico, incluyendo todas las categorías de enfermería, excepto la categoría de enfermera/o práctica que se describe en esta Ley.

(e) Categorías en la Práctica de Enfermería.- A tenor con las tendencias en la práctica de la enfermería, son los niveles de preparación académica y competencias correspondientes, que se identifican para efectos de esta Ley bajo las siguientes categorías:

(1) Doctor en Práctica de Enfermería (DEP o DNP por sus siglas en inglés).- Persona que posee licencia emitida por la Junta en la categoría de especialista y que ha obtenido un grado de doctorado otorgado por una institución de educación universitaria o post universitaria reconocida en Puerto Rico por la Junta y licenciada por el Consejo de Educación de Puerto Rico. Esta persona posee conocimiento experto de enfermería en relación a lo siguiente cuidado clínico del individuo y las poblaciones, sistemas de organización, liderazgo, mejoramiento de la calidad, investigación basado en evidencia, análisis clínico experto para desarrollar guías de cuidado en enfermería, sistemas de informática, política pública de salud, colaboración interprofesional para mejorar servicios de salud del paciente y poblaciones, conocimientos de prevención clínica para mejorar los estándares y guías clínicas de salud. Este profesional está preparado con las competencias

para efectuar cambios organizacionales, fiscales, desarrollar política pública, a su vez ofrece cuidado clínico experto a la persona, a la familia y a la comunidad. Dirige, colabora y asesora a los miembros del equipo de salud bajo su responsabilidad en la planificación, ejecución y evaluación del trabajo que desempeñan. Este profesional podrá funcionar independientemente y podrá ejercer práctica privada en Puerto Rico ofreciendo sus servicios mediante contrato con agencias o personas en cualquier escenario de su área de práctica.

(2) Enfermera/o de Práctica Avanzada.- Persona que posee licencia emitida por la Junta en la categoría de enfermera/o generalista y que ha obtenido un grado de doctorado en práctica de enfermería clínica o maestría en enfermería con enfoque en práctica avanzada, o una certificación post grado, luego de poseer un grado de maestría en enfermería con enfoque en práctica avanzada. Esta categoría incluye las siguientes especialidades de práctica especialista clínico, obstetricia-partería, anestesia, y "nurse practitioner" y cualquier otra especialidad que emerja dentro del concepto de práctica avanzada. Dicha preparación debe incluir los siguientes cursos medulares Fisiopatología, Examen Físico y Farmacología avanzados, aprobados en una institución de educación superior reconocida por el Consejo de Educación de Puerto Rico y la Junta Examinadora de Enfermería creada al amparo de esta Ley. Debe haber aprobado además, una reválida emitida por la Junta, o en su lugar, haber obtenido una certificación de la American Nurses Credentialing Center (ANCC), American Academy of Nurse Practitioners (AANP), American Association of Nurse Anesthetists (AANA) u otra asociación especializada en el área correspondiente reconocida por la Junta, a los fines de obtener licencia en esta categoría.

Este profesional puede funcionar de forma independiente, dentro de las funciones propias de la enfermería según reconocidas mediante esta Ley, y podrá ejercer práctica privada en Puerto Rico, ofreciendo sus servicios mediante contrato con agencias o personas en cualquier escenario de salud, de acuerdo a su área de especialidad.

Al entrar en vigor esta Ley, todo enfermero/a que posea licencia de especialista clínico, obstetricia y partería, anestesia y "nurse practitioner" y que además posea cursos académicos en Farmacología, Fisiopatología y Examen Físico avanzados, aprobados en una institución de educación superior reconocida, podrá solicitar una sustitución de su licencia por la de Práctica Avanzada, de acuerdo al área de su especialidad. Dentro de esta práctica se reconocerán las siguientes especialidades:

a. Especialista Clínico.- Enfermera/o con una preparación de Maestría o Doctorado en Enfermería en un área de especialidad clínica de una institución educativa autorizada y reconocida por la Junta y el Consejo de Educación de Puerto Rico, el cual está capacitado para dar cuidado de enfermería experto y de manera integral en su área de competencia en escenarios de salud primarios, secundarios, terciarios, supra terciarios y de rehabilitación y que posee licencia de esta especialidad otorgada por la Junta para ejercer en Puerto Rico. El especialista clínico, en colaboración con los médicos y el equipo interdisciplinario de salud, puede realizar entre otras, las siguientes tareas generales de acuerdo a su área de especialidad:

1. Realiza el historial de salud y examen físico avanzado.

2. Sirve de consultor al equipo interdisciplinario de salud.

3. Recomienda tratamientos apropiados de acuerdo a las necesidades del paciente y los protocolos previamente establecidos, los cuales han sido previamente aprobados por ambos profesionales y acordados mediante protocolos y acuerdos colaborativos con el médico del paciente.

4. Ordena medidas terapéuticas no farmacológicas, las cuales han sido previamente discutidas con el médico del paciente.

5. Ordena pruebas diagnósticas incluyendo laboratorios, rayos x, estudios de medicina nuclear, pruebas de función pulmonar, electrocardiogramas y otros estudios de acuerdo a los síntomas presentados por el paciente, y las cuales han sido previamente aprobadas por ambos profesionales y acordadas mediante protocolos y acuerdos colaborativos con el médico del paciente.

6. Hace referidos a otros miembros del equipo interdisciplinario de salud, de acuerdo a las necesidades del paciente.

7. Ofrece servicios preventivos y de promoción de la salud.

8. Realiza otras tareas autorizadas por la Junta en su Reglamento de acuerdo a su especialidad.

b. Enfermera/o Obstétrica-Partera/o.- Enfermera/o que posee una preparación de Doctorado o Maestría con una especialidad en Obstetricia-Partería de una institución educativa autorizada y reconocida por la Junta y el Consejo de Educación de Puerto Rico y que posee una licencia en esta especialidad, previo a tomar y haber aprobado la reválida otorgada por la Junta para ejercer en Puerto Rico. Funciona en colaboración con el médico obstetra y el equipo interdisciplinario de salud en el área de salud de la mujer, en el área de ginecología y como proveedor primario de salud de mujeres en proceso de embarazo, parto y post parto no complicado, incluyendo el recién nacido saludable. La enfermera/o obstétrica-partera/o en colaboración con los médicos y el equipo interdisciplinario de salud, puede realizar entre otras, las siguientes tareas, a pacientes mujeres y recién nacidos saludables de acuerdo a su especialidad:

1. Realiza el historial de salud y examen físico, utilizando los conocimientos y destrezas avanzadas en el cuidado de embarazadas y recién nacidos.

2. Ordena pruebas diagnósticas incluyendo laboratorios, sonografías, estudios de medicina nuclear, electrocardiogramas y otros estudios necesarios con el propósito de formular diagnósticos clínicos a embarazadas en proceso de ante parto, parto y post–parto, a pacientes embarazadas que reciben servicios ginecológicos y a recién nacidos saludables y las cuales han sido previamente aprobadas por ambos profesionales y acordadas mediante protocolos y acuerdos colaborativos con el médico del paciente.

3. Refiere pacientes bajo su cuido a otros miembros del equipo interdisciplinario de salud de acuerdo a necesidades identificadas.

4. Asiste a la mujer en el cuidado prenatal, proceso de parto y post-parto no complicado.

5. Ordena vitaminas, antibióticos, anticonceptivos, e inmunizaciones a mujeres embarazadas no complicadas según sea necesario y las cuales han sido previamente discutidas con el médico del paciente.

6. Ordena vitaminas, antibióticos, e inmunizaciones a pacientes recién nacidos no complicados y las cuales han sido previamente discutidas con el médico del paciente.

7. Ofrece servicios preventivos y de promoción de la salud.

8. Realiza otras tareas autorizadas por la Junta en su Reglamento.

c. Enfermera/o Anestesista.- Enfermera/o con una preparación de Maestría o Doctorado en Enfermería con especialidad en Anestesia o Maestría o Doctorado en Anestesia de una institución educativa autorizada y reconocida por la Junta y el Consejo de Educación de Puerto Rico y que posee una licencia de esta especialidad, previo a tomar y haber aprobado la reválida otorgada por la Junta para ejercer en Puerto Rico. La enfermera/o anestesista en colaboración con los médicos y otros miembros del equipo interdisciplinario de salud, puede realizar, entre otras, las siguientes tareas a pacientes que requieren anestesia:

1. Realiza historial de salud y examen físico avanzado.

2. Refiere sus pacientes a otros miembros del equipo interdisciplinario de salud de acuerdo a las necesidades del paciente.

3. Basado en la evaluación pre-anestesia, selecciona, administra y monitorea diferentes tipos de anestesia de acuerdo a la necesidad del paciente y del tipo de procedimiento quirúrgico.

4. Ofrece servicios preventivos de acuerdo a su área de especialidad.

5. Realiza otras tareas autorizadas por la Junta en su Reglamento.

Además efectuará las siguientes actividades del cuidado a pacientes en general:

1. Aplica medidas avanzadas de resucitación cardiopulmonar incluyendo intubación endotraqueal, según la necesidad de cada paciente, aprobadas por ambos profesionales y acordadas mediante protocolos y acuerdos colaborativos con el médico del paciente.

2. Inserción de líneas centrales de acuerdo a necesidad del paciente, aprobados por ambos profesionales y acordados mediante protocolos y acuerdos colaborativos con el médico del paciente.

d. "Nurse Practitioner".- Enfermero/a que posee una preparación de Maestría o Doctorado en Enfermería con una especialidad en el rol de "Nurse Practitioner" de una institución educativa autorizada por el Consejo de Educación de Puerto Rico y la Junta. Que posee una licencia de esta especialidad otorgada por la Junta Examinadora para ejercer en Puerto Rico. Este profesional funciona como proveedor primario, siempre que trabaje mediante acuerdos aprobados por ambos profesionales acordados mediante protocolos y acuerdos colaborativos con el médico, de personas o grupos de pacientes, familias o grupos comunitarios, con condiciones agudas o crónicas en diversos escenarios, enfocando los aspectos de promoción y mantenimiento de la salud; incluyendo los diferentes niveles de prevención, en la enfermedad, sus complicaciones y rehabilitación. Este profesional posee conocimientos avanzados en la práctica de la enfermería, examen físico, farmacología y fisiopatología, así como destrezas especializadas. El "Nurse Practitioner" puede realizar entre otras las siguientes tareas en diferentes poblaciones de acuerdo a su especialidad:

1. Realiza el historial de salud y examen físico avanzado.

2. Ordena laboratorios, sonografías, estudios de medicina nuclear, procedimientos, electrocardiogramas y otras pruebas diagnósticas con el propósito de formular diagnósticos clínicos, las cuales han sido previamente discutidos con el médico del paciente.

3. Refiere los paciente bajo su cuido o cargo a otros miembros del equipo interdisciplinario de salud de acuerdo a las necesidades del paciente.

4. Consulta a otros miembros del equipo interdisciplinario de salud de acuerdo a las necesidades del paciente.

5. Establece el plan de tratamiento de acuerdo a las necesidades de los pacientes, el cual ha sido previamente aprobados por ambos profesionales y acordado mediante protocolos y acuerdos colaborativos con el médico del paciente.

6. Según discutido y aprobado en protocolos y acuerdos de colaboración con los médicos ordena medicamentos para el manejo de las condiciones clínicas diagnosticadas excepto los que corresponden a las categorías I y II según lo define la "Ley de Sustancias Controladas de Puerto Rico", según enmendada.

7. Ofrece servicios preventivos y de promoción de salud, incluyendo pruebas de cernimiento de Cáncer cervical (PAP Smear), Cáncer de próstata, biopsia de piel y otras pruebas o estudios con fines de cernimiento que emerjan.

8. Realiza otras tareas autorizadas por la Junta en su Reglamento.

e. Enfermera/o Especialista.- Persona que posee como preparación Maestría o Doctorado en Enfermería otorgado por una institución de educación superior autorizada y reconocida por la Junta y por el Consejo de Educación de Puerto Rico y que posee licencia de enfermera(o) generalista y de especialista en un área de especialidad no contemplada bajo la categoría de práctica avanzada. Esta persona tiene conocimientos sustanciales en enfermería en relación con el área específica en que se desempeña, conocimiento de la metodología de investigación y la habilidad de aplicar éstos en el ejercicio de su práctica. Posee fundamentos en conocimientos científicos y juicio crítico, dirige, colabora y asesora a los miembros del equipo bajo su responsabilidad en la planificación, ejecución y evaluación del trabajo que desempeñan. Este profesional podrá funcionar independientemente y podrá ejercer práctica privada en Puerto Rico ofreciendo sus servicios mediante contrato con agencias o personas en cualquier escenario de su área de práctica. Realiza las funciones y responsabilidades establecidas por la Junta Examinadora de Enfermería en su Reglamento, entre las cuales están:

1. Maneja situaciones de complejidad en su área de especialidad en la práctica de la enfermería.

2. Aplica su conocimiento sustancial de enfermería y utiliza destrezas altamente refinadas en el área de especialidad.

3. Dirige, colabora y asesora al equipo de enfermería en la planificación, ejecución y evaluación del cuidado directo de enfermería que se ofrece a los individuos, familia y comunidad.

4. Realiza y publica investigaciones en su área de especialidad, fundamentadas en conocimiento científico y en juicio crítico para enriquecer la práctica de enfermería.

5. Dirige el ejercicio de la enfermería con autonomía y acepta la responsabilidad legal por las acciones realizadas y sus resultados.

6. Funciona independientemente en la práctica de enfermería y puede ofrecer sus servicios mediante contrato con agencias o personas en cualquier escenario de salud o área de práctica.

7. Ejerce funciones de consultoría, supervisión y de alta jerarquía en administración, educación y servicio de enfermería.

8. Realiza otras tareas autorizadas por la Junta en su Reglamento.

(3) Enfermera/o Generalista.- Persona que posee un grado de Bachillerato en Enfermería de una institución de educación superior autorizada y reconocida por la Junta y el Consejo de Educación de Puerto Rico y que posee una licencia otorgada por la Junta que le autoriza a ejercer dicho rol en Puerto Rico.

Esta persona utiliza destrezas de pensamiento crítico al proveer cuidado de enfermería profesional a individuos, familia y comunidad y al ejercer liderazgo, gerencia y manejo de casos en diferentes escenarios. Es responsable de realizar estimados de necesidades, establecer diagnósticos de enfermería, planificar el cuidado, delegar e implantar medidas terapéuticas interdependientes e independientes, y evaluar la efectividad y eficiencia de las acciones de la práctica de enfermería. Trabaja en coordinación con las/os enfermeras/os especialistas o de práctica avanzada en el cuidado directo de enfermería que se ofrece a los clientes.

Las/los enfermeras/os generalistas dirigen el cuidado de enfermería que ofrecen las/los enfermeras/os de las categorías de asociado y práctica, definidos por esta Ley. Estos profesionales podrán funcionar de manera independiente y tener práctica privada ofreciendo sus servicios mediante contratos con agencias o personas en cualquier escenario de salud o área de práctica. Realizan las funciones y responsabilidades establecidas por la Junta Examinadora de Enfermería en su Reglamento, entre las cuales están:

1. Provee cuidado directo de enfermería a los individuos, familia y comunidad en diferentes escenarios de salud.

2. Ofrece cuidado de enfermería a grupos de personas en el nivel primario, secundario y terciario de servicios de salud en armonía con las normas, procedimientos y régimen médico establecido, luego de hacer la planificación correspondiente con el equipo de enfermería y el interdisciplinario.

3. Ejecuta medidas terapéuticas incluyendo la administración de medicamentos y tratamientos con destrezas, seguridad y de conformidad con las leyes vigentes en el Estado Libre Asociado de Puerto Rico.

4. Hace estimado de las necesidades del paciente/cliente bajo su cuidado utilizando interacción directa con el paciente y familia, para formular un diagnóstico de enfermería, ejecutar y documentar el plan de cuidado.

5. Delega aspectos del plan de cuidado de enfermería en otros miembros del equipo de enfermería que corresponda.

6. Trabaja en coordinación con la/el enfermera/o especialista en cuidado directo de enfermería que se ofrece a los clientes.

7. Se abstendrá de supervisar o dirigir a enfermeros/as con doctorado o maestría en enfermería.

8. Participa en investigación conducente a mejorar el cuidado del paciente/cliente contribuyendo con información pertinente al respecto y colaborando en las actividades que se le requiera.

9. Realiza otras tareas autorizadas por la Junta en su Reglamento.

(f) Enfermera(o) Asociada(o).- Persona que posee un grado asociado en enfermería de una institución de educación superior autorizada y reconocida por la Junta y licenciada por el Consejo de Educación de Puerto Rico y que posee una licencia otorgada por la Junta, que la autoriza a ejercer dicho rol en Puerto Rico. Es la persona que colabora y participa en el cuidado del individuo a través de las diferentes etapas de crecimiento y desarrollo en escenarios de prestación de servicios de salud hospitalarios o estructurados. Realiza estimado de necesidades, planifica, ejecuta cuidado directo de enfermería y evalúa la efectividad de sus intervenciones a pacientes hospitalizados y ambulatorios. Fundamenta sus acciones en un conocimiento de las ciencias naturales y de la conducta humana, participa en actividades relacionadas con la salud del individuo en el contexto de la familia y de la comunidad. Podrá prestar sus servicios por contrato con agencias o personas siempre y cuando, ejerza bajo la dirección y supervisión de las(os) enfermeras(os) generalistas, especialistas o de práctica avanzada. Realiza las funciones y responsabilidades establecidas por la Junta Examinadora de Enfermería en su Reglamento, entre las cuales están:

1. Colabora y participa en la planificación y ejecución del cuidado directo de enfermería a pacientes hospitalizados y ambulatorios.

2. Participa en la recopilación, revisión y análisis de datos relacionados con la condición del paciente/cliente a la luz del historial de salud, observación, resultados de pruebas diagnósticas y plan de tratamiento médico.

3. Ejecuta aquellos aspectos del plan de cuidado de enfermería que le son delegados de acuerdo con sus conocimientos y destrezas, incluyendo la administración de medicamentos y tratamientos con seguridad y precisión y de conformidad con las leyes vigentes en el Estado Libre Asociado de Puerto Rico.

4. Se abstendrá de ejercer funciones de supervisión y de alta jerarquía en administración, educación y servicios de enfermería.

5. Realiza otras tareas autorizadas por la Junta en su Reglamento.

(g) Enfermera(o) Práctica(o).- Persona que posee un diploma de enfermería práctica otorgado de una institución autorizada por el Departamento de Educación de Puerto Rico, en los casos que aplique, y por el Consejo de Educación de Puerto Rico y la Junta Examinadora de Enfermería creada al amparo de esta Ley. Es la persona que realiza cuidados selectivos a individuos, que requieren habilidad y juicio propio de su preparación de enfermería, pero no los conocimientos requeridos a los enfermeros/as de práctica avanzada, especialistas, generalistas o de grado asociado y que por lo tanto, solo pueden trabajar bajo la dirección de éstos o de los médicos y dentistas autorizados a ejercer en Puerto Rico. Realiza las funciones y responsabilidades establecidas por la Junta Examinadora de Enfermería en su Reglamento, entre las cuales están:

1. Lleva a cabo procedimientos y técnicas básicas de enfermería, relacionadas con la higiene, comodidad, alimentación, eliminación, ambulación, descanso y otras necesidades del paciente/cliente.

2. Participa, según sea necesario, en la evaluación del cuidado ofrecido al paciente/cliente.

3. Participa en el proceso de admisión y orientación del paciente/cliente en su unidad de cuidado.

4. Hace observaciones significativas de la condición del paciente/cliente e informa a la/el enfermera/o encargada/o o al proveedor primario (médico o *nurse practitioner*), cambios o reacciones que impliquen progreso o deterioro en el problema de salud que presenta.

5. Contribuye en la identificación de alteraciones al bienestar físico, mental, social y espiritual del paciente/cliente.

6. Realiza otras tareas autorizadas por la Junta en su Reglamento.

(h) Certificación de Cuidado.- Es el proceso mediante el cual la Junta reconoce que una/un enfermera/o cumple con los requisitos de estudios y práctica para trabajar en un área de cuidado de la enfermería, según establecido en su reglamento.

(i) Comité Consultivo.- Grupo de personas representantes de los diferentes sectores de la enfermería, nombrados por la Junta y constituidos en un comité, cuya función es asesorar a la Junta en torno a normas y procedimientos generales.

(j) Diagnóstico Clínico.- Es el proceso de identificar una condición de salud mediante la evaluación de signos y síntomas físicos y sicosociales, utilizando la toma de historial, examen físico y la interpretación de pruebas diagnósticas basados en conocimientos avanzados de fisiopatología.

(k) Diagnóstico de Enfermería.- Es el proceso de evaluación de signos y síntomas físicos y sicosociales, esenciales para el manejo y ejecución del cuidado de enfermería. Significa el análisis y declaración del curso o naturaleza de una condición, situación o problema que requiere la acción de enfermería.

(l) Funciones.- Aquellas actividades autorizadas por la Junta en su Reglamento para cada una de las categorías descritas en esta Ley.

(m) Función Independiente.- Es el proceso por el cual la enfermera/o ejerce la enfermería por iniciativa propia basada en conocimientos, destrezas y habilidades, de acuerdo a la categoría que pertenece. Dentro de las funciones propias de la enfermería reconocidas por esta Ley.

(n) Licencia.- Es el documento legal otorgado por la Junta que autoriza a una enfermera/o a ejercer la enfermería en Puerto Rico, conforme a las categorías descritas en esta Ley.

(o) Práctica Colaborativa.- Se refiere a aquella práctica entre enfermeras/os de práctica avanzada y médicos para manejar el cuidado de los clientes bajo su responsabilidad. Incluye la toma de decisiones compartida la cual estará basada en la preparación académica y destreza profesional.

(p) Práctica Privada.- Práctica mediante la cual la enfermera/o ejerce su rol y recibe una compensación directa del usuario o a través de planes de seguros de salud o beneficios de seguridad social vigentes en Puerto Rico.

(q) Proveedor Primario.- Profesional de enfermería categorizado dentro de la práctica avanzada capacitado para dirigir, coordinar, manejar, y tomar decisiones sobre los pacientes bajo su responsabilidad, basado en su juicio clínico y de acuerdo a las funciones estipuladas por la Junta en su Reglamento. Este profesional podrá ejercer su rol de forma independiente o en colaboración con el médico y el equipo de salud interdisciplinario.

(r) Registro.- Proceso mediante el cual una persona cualificada y debidamente licenciada para practicar la enfermería en Puerto Rico cumple con las disposiciones de la Ley Núm. 11 de 23 de junio de 1976, según enmendada, conocida como la "Ley de Reforma Integral de los Servicios de Salud de Puerto Rico".

(Diciembre 31, 2015, Núm. 254, art. 2, efectivo 6 meses después de su aprobación.)

**Artículo 3.-Organización de la Junta. (20 L.P.R.A. sec. 204a)**

Se establece la Junta Examinadora de Enfermería adscrita al Departamento de Salud. La Junta y el Departamento de Salud establecerán los mecanismos de consulta y coordinación de la reglamentación de la profesión. Adoptarán los acuerdos necesarios para llevar a cabo sus respectivas funciones, relacionadas con la reglamentación y certificación de enfermeras y enfermeros autorizados a practicar la enfermería en Puerto Rico.

La Junta estará compuesta por siete (7) miembros, que serán personas autorizadas a ejercer la enfermería en Puerto Rico; los cuales deberán tener licenciatura debidamente recertificada en Puerto Rico y que no hayan cometido delitos graves o menos graves en el ejercicio de la profesión de enfermería. Además, los miembros de la misma serán enfermeras/os representantes de las siguientes categorías una(un) (1) Enfermera(o) de Práctica Avanzada, una(un) (1) Enfermera(o) Especialista en Educación, una(un) (1) Enfermera(o) Especialista en Administración, una(un) (1) Enfermera(o) Generalista y una(un) (1) Enfermera(o) Asociada(o) y dos (2) enfermeras(os) prácticas(os).

Los miembros de la Junta serán nombrados por el/la Gobernador/a de Puerto Rico con el consejo y consentimiento del Senado. Los miembros de la Junta continuarán en funciones al finalizar su término hasta ser renominados a un siguiente término o sustituido por otro miembro.

Además, se crea la posición de Director(a) Ejecutivo(a) de la Junta que será un(a) profesional de enfermería, con la preparación académica, experiencia y funciones que la Junta disponga en su Reglamento. El mismo será recomendado por la Junta al Departamento de Salud y fungirá como empleado de confianza de la Junta para el sano funcionamiento de los procesos.

(Diciembre 31, 2015, Núm. 254, art. 3, efectivo 6 meses después de su aprobación.)

**Nota Importante**
**Enmienda**
**-2016, ley 94** – La ley 94, art. 31, enmienda los incisos (a) y (b) del art. 3 de la Ley Núm. 9 de 1987, derogada al momento de firmarse esta ley.

**Nota del editor:** Por error, se enmendaron los incisos (a) y (b) de la Ley Núm. 9 de 1987, derogada, por esta Ley Núm. 254 de 2015, art. 25 del 31 de diciembre de 2015, efectiva 6 meses después de su aprobación. El art. 3 de la Ley Núm. 254 de 2015 es casi similar al art. 3 de la Ley Núm. 9 de 1987, derogada. Aparentemente, la intención legislativa era enmendar el art. 3 de esta Ley Núm. 254 de 2015. Las enmiendas de los incisos (a) y (c) lee como siguen:

(a) Se reorganiza la Junta Examinadora de Enfermeras y Enfermeros, la cual estará adscrita a la Oficina de Reglamentación y Certificación de los Profesionales de la Salud del Departamento de Salud del Estado Libre Asociado de Puerto Rico. La Junta y el Departamento establecerán los mecanismos de consulta y coordinación y adoptarán los acuerdos necesarios para llevar a cabo sus respectivas funciones, relacionadas con la reglamentación y certificación de enfermeras y enfermeros autorizados que practiquen la enfermería en Puerto Rico.

(c) Los miembros de la Junta serán nombrados por el gobernador del Estado Libre Asociado de Puerto Rico.

**Artículo 4.-Nombramientos y Cualidades. (20 L.P.R.A. sec. 204b)**

Al entrar en vigor esta Ley, el/la Gobernador/a nombrará a los miembros de la Junta. Los miembros provenientes de las categorías de práctica avanzada, especialista y generalista serán nombrados por el término de cuatro (4) años y los tres (3) miembros restantes, entiéndase la(el) enfermera(o) asociada(o) y las(os) dos (2) enfermeras(os) prácticas(os) serán nombrados por el término de tres (3) años. Al vencer el término de cada miembro de la Junta, éste deberá permanecer en el cargo hasta que sea renominado o sustituido por otro miembro.

El Colegio de Profesionales de Enfermería de Puerto Rico, el Colegio de Enfermeras/os Prácticas/os Licenciadas/os de Puerto Rico, sindicatos y organizaciones *bonafide* que representan enfermeras/os, agencias de prestación de servicios de salud y entidades que tengan interés en enfermería y en la prestación de sus servicios, podrán someter candidatos para ser miembros de la Junta al/a la Gobernador/a de Puerto Rico para su consideración.

Las enfermeras/os que pertenezcan a la Junta, serán personas autorizadas a practicar la enfermería en Puerto Rico según las disposiciones de esta Ley, con no menos de cinco (5) años de experiencia en la práctica de enfermería. Deberán ser ciudadanos o residentes legales de los Estados Unidos de América y ser residentes de Puerto Rico.

(Diciembre 31, 2015, Núm. 254, art. 4, efectivo 6 meses después de su aprobación.)

**Artículo 5.-Destitución. (20 L.P.R.A. sec. 204c)**

El/la Gobernador/a de Puerto Rico podrá separar a cualquier miembro de su cargo por incumplimiento de sus deberes, por ineficiencia, incompetencia para desempeñar sus funciones, por acciones u omisiones ilegales so color de autoridad, por convicción de delito grave o delito menos grave cometidos dentro del ámbito profesional o que implique depravación moral o por cualquier otra causa justificada.

(Diciembre 31, 2015, Núm. 254, art. 5, efectivo 6 meses después de su aprobación.)

**Artículo 6.-Dietas y gastos de viaje. (20 L.P.R.A. sec. 204d)**

Los miembros de la Junta tendrán derecho al pago de una dieta de cincuenta (50) dólares por día o fracción de día que comparezcan a reuniones de la Junta. Tendrán derecho al pago de gastos de viajes por milla recorrida en que incurran para llevar a cabo su gestión según se dispone en los reglamentos del Departamento de Hacienda del Estado Libre Asociado de Puerto Rico.

El pago por viaje fuera de Puerto Rico se considerará a base de los méritos y necesidades de los mismos y a la disponibilidad de fondos.

(Diciembre 31, 2015, Núm. 254, art. 6, efectivo 6 meses después de su aprobación.)

**Artículo 7.-Reuniones y Cuórum. (20 L.P.R.A. sec. 204e)**

Cada año, la Junta celebrará una reunión durante la cual se elegirán de entre los miembros, un/a Presidente/a y un/a Vicepresidente/a y cualesquiera otros oficiales según sea necesario, disponiéndose que para la persona ser elegible a la Presidencia deberá poseer una preparación mínima de Maestría en Ciencias en Enfermería y para la Vice-Presidencia deberá poseer un mínimo de Bachillerato en Ciencias de Enfermería. La Junta deberá celebrar reuniones no menos de cuatro (4) veces al año o cuantas veces sea necesario para llevar a cabo sus funciones, previa convocatoria del/la Presidente/a.

El cuórum quedará constituido por cuatro (4) de los siete (7) miembros que componen la Junta.

(Diciembre 31, 2015, Núm. 254, art. 7, efectivo 6 meses después de su aprobación.)

**Artículo 8.-Facultades y Deberes de la Junta Examinadora. (20 L.P.R.A. sec. 204f)**

La Junta tendrá las siguientes facultades y deberes:

(a) Usará el sello oficial para la tramitación de las licencias y demás documentos expedidos por la Junta.

(b) Adoptará el reglamento necesario para la ejecución de las disposiciones de esta Ley, previo cumplimiento con la normativa legal del debido proceso de ley en el derecho administrativo y según el procedimiento administrativo uniforme que aplique legalmente a la Junta. Tal reglamento, una vez aprobado por la Junta y promulgado según las disposiciones aplicables, tendrá fuerza de ley. Dicho reglamento podrá ser revisado y enmendado cuando sea necesario en la misma forma en que se adopte el reglamento original. De igual manera se faculta a la Junta a aprobar toda aquella reglamentación necesaria para el cumplimiento de esta Ley. Además, será deber de la Junta el preparar y aprobar un Código de Ética relacionado con la práctica de la enfermería en Puerto Rico, el cual será el que regirá en todo escenario de labores de la práctica de la enfermería, ya sea a nivel público o privado. En adición, la Junta preparará y adoptará reglamentación relacionada a los requerimientos de educación continua, y tendrá la facultad de preparar y adoptar toda la reglamentación que sea necesaria para la efectiva práctica profesional de conformidad con los parámetros y competencias de la enfermería en Puerto Rico.

(c) Autorizará la práctica de la enfermería en Puerto Rico, según se dispone en esta Ley.

(d) Examinará, otorgará licencias y recertificará las mismas a aquellos solicitantes que cualifiquen de acuerdo con los requisitos establecidos en esta Ley, sus reglamentos y otras leyes aplicables que estén vigentes en Puerto Rico.

(e) Otorgará certificación por área de cuidado para trabajar en áreas de acuerdo con las estipulaciones de esta Ley y los criterios y requisitos establecidos por la Junta en su Reglamento.

(f) Celebrará vistas administrativas para investigar y determinar si ha habido violación a las disposiciones de esta Ley y la reglamentación aprobada por la Junta por parte de algún aspirante o profesional de la enfermería y de cualquier ciudadano que se encuentre involucrado en alegados hechos violatorios a las disposiciones de esta Ley y la reglamentación que a estos efectos establezca la Junta. Adjudicará a base de los hechos y el derecho aplicable los casos ante su consideración. Expedirá citaciones para la comparecencia de testigos y presentación de documentos en cualquier vista que se celebre de acuerdo con los términos de esta Ley.

(g) Tomará juramentos relacionados con las vistas y/o investigaciones que conduzca.

(h) Revisará periódicamente las disposiciones de esta Ley para recomendar actualizarlas conforme a las necesidades de la práctica de enfermería. Igualmente la Junta preparará y presentará al/a la Gobernador/a de Puerto Rico y a la Asamblea Legislativa por conducto del Secretario de Salud, recomendaciones de legislación que entienda necesaria.

(i) Establecerá los requisitos y mecanismos necesarios para la recertificación de licencias que expida cada tres (3) años de acuerdo con las leyes vigentes en el país, con participación en el Registro de Profesionales de la Salud.

(j) Llevará un registro oficial de sus actividades y de las licencias otorgadas y revocadas por categoría para practicar la enfermería de acuerdo con la ley, según corresponda.

(k) Mantendrá en sus registros un solo expediente por profesional de todas las licencias y certificados expedidos a las enfermeras/os en Puerto Rico. Esta información podrá mantenerse de manera digitalizada o como parte del sistema computadorizado que facilita la documentación requerida a los profesionales de la salud en registro.

(l) Rendirá un informe anual de sus servicios y cualquier otra información que estime pertinente y necesaria al/a la Gobernador/a de Puerto Rico por conducto del Secretario de Salud.

(m) El/La Presidente/a de la Junta firmará todo documento oficial de la misma o podrá delegar en cualquier otro miembro de la Junta esta responsabilidad.

(n) La Junta, como ente fiscalizador, determinará mediante reglamentación la certificación y los requisitos necesarios en los currículos de enseñanza de toda institución educativa que se dedique, otorgue, ofrezca o cualquier modo emita certificaciones, título o grados académicos relacionados a la enfermería, reglamentadas por la Junta. Además, la Junta tendrá la autoridad para verificar todo currículo vigente y podrá denegar el examen de reválida a todo egresado de una institución educativa que no cumpla con las disposiciones de esta Ley. La Junta podrá nombrar un Comité de hasta siete (7) miembros para el análisis y recomendaciones sobre los currículos de enseñanza a la Junta, todos con preparación mínima de maestría en enfermería, y con experiencia en educación.

(o) En virtud de alguna queja o denuncia radicada de cualquier persona natural o jurídica ante la Junta, o de advenir como Junta en conocimiento por medio de información pública, podrá la misma en cualquier momento iniciar un proceso administrativo o referir los hallazgos u información obtenida a las autoridades estatales o federales pertinentes contra cualquier enfermera/o o aspirante que incurra en violaciones a las disposiciones de esta Ley o reglamentación emitida por la Junta.

(p) Determinará acción disciplinaria mediante amonestación, multas, restitución, servicios comunitarios, suspensión sumaria, suspensión por término definido, realizará referidos ante agencias fiscalizadoras para la investigación y adjudicación pertinente, así como, revocará, anulará, cancelará o restituirá las licencias luego de los debidos procesos establecidos por las disposiciones de esta Ley y su reglamentación.

(q) Podrá nombrar un Comité Consultivo para asesoramiento sobre normas y procedimientos generales relacionados con la Junta incluyendo legislación, reválida u otra necesidad que estime la Junta. Las cualidades y criterios para nombrar los miembros que van a componer este Comité se estipularán en el Reglamento de la Junta. Los miembros de este Comité Consultivo no podrán bajo ningún concepto actuar como consultores o instructores de repasos de reválidas durante su incumbencia como miembro del Comité Consultivo y luego de terminado su término en la misma, tampoco lo podrá realizar por un periodo de cinco (5) años después de concluidos sus servicios a la Junta.

(r) Podrá asignar un miembro o ex miembro de la Junta que participará en las inspecciones de facilidades de salud.

(s) Otorgará una licencia provisional a enfermeras o enfermeros de programas educativos autorizados por el Consejo de Educación de Puerto Rico en las categorías de Generalistas, Asociados y Enfermería Práctica. Esta licencia tendrá vigencia por el término de un (1) año, durante el cual el candidato tendrá un máximo de cuatro (4) oportunidades consecutivas para aprobar el examen. Una vez el candidato agote las cuatro (4) oportunidades de examen de reválida sin aprobar el mismo, quedará cancelada automáticamente la licencia provisional de la cual es tenedor(a), de acuerdo a lo dispuesto en esta Ley. El candidato(a) tendrá derecho a continuar tomando el examen de reválida de conformidad con la normativa estatal vigente; no obstante a esto, si el candidato fracasa en su quinto intento deberá presentar evidencia en el momento de someter una solicitud para realizar su sexto intento de tomar la reválida, de haber cursado y aprobado un repaso de enfermería otorgado por una organización profesional previamente aprobada para ello por la Junta. La Junta podrá exigir cualquier otro tipo de curso educativo que estime pertinente al candidato(a) a reválida. Se le otorgará licencia permanente una vez haya cumplido con la aprobación de la reválida emitida por la Junta y otros requerimientos establecidos por la Junta en su reglamento y leyes aplicables.

(t) Nombrará un Comité que realizará un proyecto especial sobre patrón de personal "Staffing" para ser incluido en el reglamento de acuerdo a las necesidades existentes en Puerto Rico de forma que se puede garantizar servicios de enfermería de calidad y en cantidad suficientes de acuerdo a la categorización de cuidado que corresponda.

(u) Contratará aquellos servicios profesionales necesarios, pertinentes y requeridos para la ejecución de lo dispuesto en esta Ley. Aquellos profesionales debidamente licenciados en la abogacía a ser contratados tendrán que demostrar fehacientemente sus conocimientos académicos y experiencia profesional en el campo de la salud o en la administración pública, para lo cual la Junta establecerá reglamentación estableciendo los requisitos y parámetros necesarios para la contratación de los mismos.

(v) Preparará y administrará el examen de reválida. La preparación y administración de dicho examen podrá delegarse mediante la contratación de los servicios profesionales a entidades altamente cualificadas para ello, sin embargo las preguntas del examen serán preparadas por la Junta. La Junta preparará el banco de preguntas necesario para la administración del examen de reválida, con este fin podrá crear aquellos comités evaluativos, consultivos o de profesorado que entiendan pertinentes o necesarios.

(w) Establecerá los montos de las cubiertas que deberá tener la póliza de impericia profesional que le requerirá tener a todo(a) enfermero(a) de la categoría de práctica avanzada para que su licencia pueda ser válida, tomando en consideración factores tales como las magnitudes de los daños reales que un acto de impericia pueda causar a un paciente, los costos de tales pólizas y cubiertas similares en las pólizas requeridas a otros profesionales y proveedores de servicios de salud. Requerirá a cada solicitante de licencia que, antes de expedirse la misma, provea evidencia de cubierta, la cual deberá ser provista por una compañía de seguros autorizada por la Oficina del Comisionado de Seguros de Puerto Rico para proveer dicha cubierta. Mantendrá un registro público de tales cubiertas.

(Diciembre 31, 2015, Núm. 254, art. 8, efectivo 6 meses después de su aprobación.)

**Artículo 9.-Medidas disciplinarias. (20 L.P.R.A. sec. 204g)**

La Junta dispondrá por reglamento la sanción que aparejará cada violación a cualquiera de los términos de esta Ley. También la Junta podrá suspender sumariamente, o suspender por un término definido o indefinido la licencia profesional que algún enfermero(a) ostente, por lo que se faculta a la Junta a celebrar vistas administrativas con el propósito de dilucidar cargos por violaciones a las disposiciones de esta Ley, por iniciativa propia o mediante querella de la parte interesada contra cualquier persona que:

(a) Ejerza la enfermería sin haber cumplido con los requisitos para la práctica de la enfermería en Puerto Rico.

(b) Cometa fraude o engaño en los documentos presentados a la Junta para tratar de conseguir una licencia certificada.

(c) Observe conducta contraria al orden público, comprobada por evidencia de acuerdo con las leyes vigentes de Puerto Rico o cuya conducta esté encontrada o sea contraria a los postulados de la profesión de enfermería.

(d) Sea convicto de un delito grave en Puerto Rico o de un delito cometido fuera de Puerto Rico que de cometerse en Puerto Rico sería considerado un delito grave relacionado con la práctica de enfermería. Si el delito grave no es relacionado con la práctica de la enfermería, la Junta evaluará la posible imposición de una sanción, según los hechos hayan sido probados en el tribunal correspondiente, si éstos demuestran que el delito grave cometido incluye o se relaciona con daños a la salud, la vida o la propiedad.

(e) Cometa fraude o engaño en la práctica de enfermería o haciéndose pasar como enfermero(a) sin una licencia válida certificada por la Junta.

(f) Incurra en impericia en la práctica de la enfermería por negligencia o por otras causas.

(g) Esté habituado al uso de sustancias controladas y/o estupefacientes.

(h) Haya violado repetidamente cualquiera de las disposiciones de esta Ley.

(i) Haber sido imputado(a) ante un Tribunal de Justicia Estatal o Federal de la comisión de unos hechos que atenten contra la salud, la vida o la propiedad.

(j) Haber sido destituido justificadamente de sus labores profesionales de enfermería por negligencia probada contra cualquier paciente.

(k) Todo profesional de la categoría de práctica avanzada que no mantenga vigente la póliza contra impericia profesional que requiere esta Ley con las cubiertas que disponga la Junta.

(Diciembre 31, 2015, Núm. 254, art. 9, efectivo 6 meses después de su aprobación.)

**Artículo 10.-Incapacidad para ejercer la profesión. (20 L.P.R.A. sec. 204h)**

Cualquier enfermera/o incapacitado(a), ya sea mentalmente o por el abuso de drogas ilícitas o alcohol que representen un peligro para la seguridad de los recipientes de cuidados de enfermería, podrá ser suspendido/a de la práctica de su profesión mientras exista dicha condición. Disponiéndose, que al comprobarse su tratamiento y rehabilitación, mediante opinión pericial escrita de un especialista, se le restituirán todos los derechos para practicar la enfermería.

(Diciembre 31, 2015, Núm. 254, art. 10, efectivo 6 meses después de su aprobación.)

**Artículo 11.-Procedimientos. (20 L.P.R.A. sec. 204i)**

Se iniciará un proceso legal ante la Junta contra cualquier persona que bajo la jurisdicción de la Junta cometa un acto u omisión que represente violación a esta Ley o reglamentación aprobada por la Junta. La Junta entenderá en toda queja o querella que cualquier persona natural o jurídica o entidad legalmente constituida radique ante su consideración, así como ante cualquier situación de hechos a que advenga en conocimiento y que sea relacionado con la jurisdicción y facultades de la Junta. Presentada la queja o querella ante la Junta, ésta determinará si procede o no tomar acción sobre los cargos formulados, de proceder los mismos y la persona objeto de la queja o querella no aceptarlos, se procederá con una querella formal para que sea dilucidada ante un Oficial Examinador Independiente. Este procedimiento en todas sus fases, se realizará de conformidad con el debido proceso de ley y la normativa vigente y aplicable del derecho administrativo en Puerto Rico. De salir incurso en la comisión de hechos u omisiones que violen las disposiciones de esta Ley y de toda reglamentación que rige la Junta, ésta podrá imponer cualquier acción disciplinaria contra el profesional de la salud, que consistirá en multas de hasta cinco mil (5,000) dólares por cada acto, suspensión de la licencia profesional de enfermería por tiempo definido o indefinido, cancelación o revocación de la licencia profesional y el referido al Departamento de Justicia de Puerto Rico o a nivel federal y a toda agencia o entidad fiscalizadora que tenga jurisdicción por los hechos probados en el proceso administrativo llevado ante la Junta.

La Junta podrá tomar juramentos y expedir citaciones relacionadas con cualquier investigación, formulación de cargos o proceso que se esté llevando a cabo ante la Junta, según lo dispuesto en este Artículo. Será deber de la Junta, a petición de la persona querellada a expedir citaciones de testigos de la misma para obligarlas a comparecer y para presentar prueba oral y documental. Una vez expedida dicha citación, será responsabilidad de quien la solicitó el proceder con la misma para su debido trámite.

La Junta, en todas las vistas o procedimientos que celebre, deberá regirse por las disposiciones de la Ley Núm. 170 de 12 de agosto de 1988, según enmendada, conocida como la "Ley de Procedimiento Administrativo Uniforme".

Ningún miembro de la Junta participará en forma alguna en las investigaciones, formulación de cargos o vistas de los cargos formulados si estuviese relacionado por lazos de consanguinidad dentro del cuarto grado de consanguinidad o segundo de afinidad con los testigos de los hechos, con el querellante, con los perjudicados, o con el querellado o imputado.
(Diciembre 31, 2015, Núm. 254, art. 11, efectivo 6 meses después de su aprobación.)

**Artículo 12.-Notificación de Acciones. (20 L.P.R.A. sec. 204j)**

Todo patrono notificará a la Junta el resultado final y firme de todo procedimiento legal o administrativo por negligencias, demandas y/o quejas o querellas que involucren las acciones de enfermeras o enfermeros. También, será deber del Departamento de Justicia y de la Policía de Puerto Rico, ya sea estatal o municipal, el notificar a la Junta cuando una(un) enfermera/o sea encausada/o por delito grave. Además, será deber de la Oficina del Procurador de la Salud en Puerto Rico notificar a la Junta toda querella sometida contra algún/a enfermero/a.

Asimismo, todo patrono o quien reclute por este, ya sea una persona natural o jurídica, tiene la responsabilidad legal que, previo al reclutamiento del profesional de la enfermería pertinente, deberá solicitar de la Junta una certificación de verificación de licencia o "good standing" en la Oficina de Reglamentación y Certificación de los profesionales de la salud, adscrita al Departamento de Salud de Puerto Rico, que demuestre que el profesional de la salud empleado ha recertificado su licenciatura en el trienio que le corresponde. Por consiguiente, ningún patrono o quien reclute por este, ya sea una persona natural o jurídica, podrá emplear ni permitir que labore como enfermero o enfermera que brinde servicios de la enfermería o cualquier rol de la enfermería, ya sea de la manera directa o indirecta, a ningún profesional de la enfermería dentro de las categorías reguladas al amparo de esta Ley, que no tenga su licenciamiento y recertificación al día en el Departamento de Salud. Por tanto, cualquier persona natural o jurídica que viole esta disposición, se le podrá imponer por la Junta luego de culminado el procedimiento administrativo, multas hasta un máximo de diez mil (10,000) dólares por cada violación de esta disposición.

Una vez reclutado por el patrono, el patrono tiene la responsabilidad legal de mantener en sus archivos relacionados al profesional de la salud empleado, la certificación de verificación de licencia o "good standing" requerida previo a su contratación para propósitos de inspección por parte de la Junta o cualquier entidad gubernamental correspondiente y evidencia de cubierta bajo una póliza contra impericia profesional, según dispuesto en esta Ley en la categoría de práctica avanzada.

(Diciembre 31, 2015, Núm. 254, art. 12, efectivo 6 meses después de su aprobación.)

**Artículo 13.-Penalidades. (20 L.P.R.A. sec. 204k)**

(a) Incurrirá en delito menos grave y será convicto y sancionado con multa no menor de quinientos (500) dólares ni mayor de cinco mil (5,000) dólares o pena de reclusión por un período no menor de treinta (30) días o mayor de seis (6) meses o ambas penas a discreción del Tribunal, cualquier persona que:

(1) Ejerza la profesión de enfermería en cualquier parte de Puerto Rico sin poseer una licencia vigente y válida en derecho y de acuerdo con los términos de las disposiciones de esta Ley o sus reglamentos y se considerará una violación separada por cada día de violación. Esto no tendrá que ver de manera alguna con el proceso administrativo que pueda llevarse a cabo ante la Junta Examinadora.

(2) A sabiendas emplee, ayude o induzca al ejercicio de la profesión de enfermería a una persona que no posea licencia para ejercer como tal, según se provee en las disposiciones de esta Ley.

(3) Venda, trafique u ofrezca vender o traficar, o extienda o confiera u ofrezca extender o conferir no estando autorizado para ello, cualquier título de enfermería, diploma o documento confiriendo o queriendo conferir título o licencia de enfermería o cualquier certificado o transcripción de acuerdo con las leyes que regulan el registro y licenciamiento de enfermeras o enfermeros.

(4) Utilice como evidencia de estudios un diploma, certificado o transcripción de créditos o cualquier otro documento de otra persona o cualquier documentación fabricada o falsificada de manera alguna o falsifique o altere en cualquier forma para inducir a la Junta a expedirle una licencia de enfermera/o.

(5) Ejerza la profesión de enfermería en sustitución de otra persona autorizada a ejercer la misma bajo un nombre falso o supuesto o uso de licencia no perteneciente.

(6) Se haga pasar por enfermera/o sin tener licencia.

(7) Declare, consigne, haga constar o jure en una solicitud de examen o de licencia o en el proceso de renovación o certificación o recertificación de licencia hechos que dicha persona sabe que son falsos.

(8) Todo profesional en la categoría de práctica avanzada que ejerza la profesión de enfermería sin tener vigente una póliza de impericia profesional, según requerido por esta Ley, y con las cubiertas fijas por la Junta.

(b) En caso de reincidencia la multa no será menor de mil (1,000) dólares ni mayor de diez mil (10,000) dólares, o cárcel por un término no menor de tres (3) meses ni mayor de seis (6) meses o ambas penas a discreción del Tribunal.

(c) Antes de ofrecerse un examen de reválida, toda persona que circule, venda, compre, pase, regale, preste o negocie el contenido de las preguntas o respuestas del examen o cualquiera de los materiales utilizados en la preparación del examen, ya sea mediante original, copia fotostática o por cualquier otro medio, será culpable de delito menos grave. Si fuere convicta, será sancionada con una multa no menor de mil (1,000) dólares ni mayor de diez (10,000) mil dólares, o pena de reclusión por un período no menor de sesenta (60) días ni mayor de tres meses o ambas penas, a discreción del Tribunal. En el caso de que la persona convicta sea un profesional de enfermería licenciado por esta Junta, dicha licencia podrá ser revocada de manera inmediata y permanente. En el caso de reincidencia, la sanción o pena será el doble de la sanción o pena para la violación original.

(Diciembre 31, 2015, Núm. 254, art. 13, efectivo 6 meses después de su aprobación.)

**Artículo 14.-Solicitud de licencia y examen de enfermería. (20 L.P.R.A. sec. 204l)**

Toda persona que presente ante la Junta una solicitud de licencia para practicar la profesión de enfermería en Puerto Rico, le someterá a la Junta una certificación oficial de que ha completado los requisitos de un programa de enfermería de una institución educativa autorizada o reconocida por el Consejo de Educación de Puerto Rico o agencias acreditadoras federales y la Junta, según corresponda al nivel de preparación y un certificado de antecedentes penales junto a los demás documentos que la Junta estime conveniente requerir. La Junta reconoce los exámenes de NCLEX-RN y NCLEX-LPN ofrecidos por el "National Council of State Boards of Nursing" (por sus siglas NCSBN), como pruebas estandarizadas aceptables para endoso en las categorías correspondientes.

Una vez la persona haya demostrado que cumple con los requisitos de ley para ser admitida a examen, pagará la cantidad de dinero establecida por la Junta de acuerdo a la categoría de enfermería, mediante reglamentación a esos efectos. Los fondos recaudados por este proceso en la Junta, serán depositados en el Fondo de Salud, para el uso exclusivo de la Junta.

El solicitante se someterá a examen de reválida de conformidad con las competencias y los conocimientos requeridos para una práctica segura y efectiva desarrollados de acuerdo a la categoría que solicite. La Junta reglamentará todo lo relacionado a la administración de examen y sus categorías.

(Diciembre 31, 2015, Núm. 254, art. 14, efectivo 6 meses después de su aprobación.)

**Artículo 15.-Personas con licencias de otros estados o del extranjero. (20 L.P.R.A. sec. 204m)**

Toda persona autorizada a ejercer la profesión de enfermería en cualquiera o cualesquiera de los estados o territorios de los Estados Unidos de América, o el Distrito de Columbia o un país extranjero, que interese practicar la enfermería en Puerto Rico, deberá tomar el examen de reválida que ofrece la Junta o haber aprobado el NCLEX de acuerdo a la categoría que solicita. Esta persona cumplirá con los requisitos establecidos en las disposiciones de esta Ley para obtener la licencia que le autoriza a ejercer la enfermería en Puerto Rico, así como aquellos establecidos por la Junta mediante reglamentación a esos efectos. La Junta podrá expedir licencia sin examen a aquellas/os enfermeras/os que posean licencia expedida por el gobierno de cualquier estado, posesión o territorio de los Estados Unidos de América o el Distrito de Colombia si han aprobado y así lo evidencian, el NCLEX de acuerdo a la categoría que solicita o por aquellos estados o territorios de los Estados Unidos de América o el Distrito de Colombia con los cuales la Junta haya establecido relaciones de reciprocidad. Toda enfermera/o amparada/o bajo este Artículo, pagará la cantidad de dinero establecida por la Junta mediante reglamentación a la categoría que corresponda, en giro postal o bancario o cheque certificado a nombre del Secretario de Hacienda o mediante el mecanismo electrónico establecido a esos efectos. Los fondos recaudados por este proceso en la Junta serán depositados en el Fondo de Salud, para el uso exclusivo de la Junta.

(Diciembre 31, 2015, Núm. 254, art. 15, efectivo 6 meses después de su aprobación.)

**Artículo 16.-Exámenes. (20 L.P.R.A. sec. 204n)**

La Junta ofrecerá exámenes de reválida para la práctica de la profesión de enfermería de acuerdo con las normas establecidas para estos fines en su reglamento. Estos exámenes serán preparados conforme a los siguientes requisitos de racionalidad:

1. Que los exámenes sean diseñados con el propósito para el cual se van a utilizar.

2. Que la Junta utilice una nota de pase relacionada con la calidad que el examen pretende medir, es decir, que tenga un nexo racional con los

conocimientos mínimos aprendidos para ejercer la profesión de forma segura y efectiva.

3. Que la Junta podrá nombrar, de así entenderlo necesario, un comité asesor compuesto por expertos educadores en enfermería con peritaje en construcción y medición y representativo de las categorías para el desarrollo de exámenes y banco de preguntas a ser considerados por la Junta.

4. La Junta establecerá mecanismos para desarrollar y mantener un banco de preguntas para los diferentes exámenes en cantidad suficiente, actualizados y en cumplimiento con el rigor científico necesario para la construcción de exámenes válidos y confiables.

5. El contenido de los exámenes serán revisados y actualizados por lo menos una vez al año tomando en consideración las recomendaciones de los expertos y resultados de pruebas de validez y confiablidad de pruebas anteriores.

6. Los exámenes se ofrecerán en el formato computadorizado o cualquier otro formato legalmente establecido mediante reglamentación por la Junta y a tenor con las competencias de mediación científica.

7. El examen para las categorías de enfermera/o asociado/a y generalista medirán competencias mínimas de práctica segura y efectiva como enfermera/os. En las otras categorías se utilizarán exámenes propios de su nivel de preparación. En todos estos casos, se faculta a la Junta a establecer mediante reglamentación, los criterios o nuevas competencias mínimas, así como otras destrezas y conocimientos a ser medidos en el examen.

8. El candidato a licencia según las categorías podrá comparecer a los exámenes de forma indefinida. Sin embargo, al fracasar en su quinto intento, en su próxima solicitud de examen y subsiguientes, deberá presentar a la Junta evidencia de haber asistido y aprobado un curso de repaso de reválida de enfermería en organizaciones profesionales previamente aprobadas por la Junta para estos efectos. La Junta podrá solicitar reeducación en ciertas competencias de la salud, ya sea teórico o práctico de acuerdo a los resultados del candidato en su intento fracasado de las cinco ocasiones.

9. La Junta dará a conocer los resultados de reválida mediante los mecanismos que se establezcan en el reglamento. Las instituciones educativas tendrán derecho a recibir los resultados de sus programas en un término de sesenta (60) días de haberse recibido los resultados del examen. La Junta podrá publicar los resultados de examen por entidad educativa sin identificar a los candidatos.

10. Además, se faculta a la Junta mediante reglamentación a establecer cualquier otro mecanismo que estime necesario para fines de exámenes y su administración.

11. Luego de poseer una licencia como enfermero/a de grado asociado, si el profesional desea obtener una licencia de generalista deberá someter evidencia de haber completado un bachillerato en enfermería por una institución acreditada por el Consejo de Educación de Puerto Rico y la Junta.

(Diciembre 31, 2015, Núm. 254, art. 16, efectivo 6 meses después de su aprobación.)

**Artículo 17.-Licencia Provisional (20 L.P.R.A. sec. 204o)**

Toda persona admitida por primera vez a examen de categoría de enfermería práctica, asociada y generalista bajo los parámetros de esta Ley, tendrá derecho a que la Junta le expida una licencia provisional para ejercer la profesión de la enfermería en Puerto Rico, según las disposiciones de esta Ley. Esta licencia provisional será expedida únicamente por un año, donde el candidato(a) tendrá la obligación de someterse a examen hasta cuatro intentos durante ese año. De ofrecerse el examen y el candidato no someterse a dicho examen, se contará como un intento de los cuatro a que tiene derecho con licencia provisional. Todo enfermero(a) con licencia provisional, estará bajo la supervisión directa de un enfermero(a) generalista con licencia permanente. Todo aspirante, que solicite examen por primera vez, tendrá el derecho a licencia provisional por esa única vez, independientemente que luego solicite o tenga intenciones de solicitar para examen de reválida en una categoría distinta a la que solicitó por primera vez. Para toda solicitud de reexamen el solicitante pagará según lo dispuesto en la reglamentación establecida a esos efectos por la Junta.

(Diciembre 31, 2015, Núm. 254, art. 17, efectivo 6 meses después de su aprobación.)

**Artículo 18.-Práctica Avanzada. (20 L.P.R.A. sec. 204p)**

(a) Toda persona que presente ante la Junta una solicitud para ejercer como enfermera(o) de práctica avanzada, someterá evidencia escrita de haber completado estudios en la especialidad que solicita, de acuerdo con las disposiciones establecidas de esta Ley y aprobará un examen de reválida ofrecido por la Junta, o en su lugar, presentará evidencia de aprobación del examen de certificación nacional ofrecido por la American Nurses Crediatialing Center (ANCC), American Academy o Association of Nurse Practitioners (AANP), American Association of Nurse Anesthetists (AANA) u otras organizaciones que ofrezcan certificaciones nacionales reconocidas por el Consejo de Educación Superior de Puerto Rico o el

Council for Higher Education Acreditation (CHEA), de acuerdo a las especialidades reconocidas por la Junta mediante reglamentación establecida a estos efectos. La Junta hará constar en la licencia que expida, la especialidad del solicitante.

(b) Una vez la persona haya demostrado que cumple con los requisitos establecidos por la Junta, deberá pagar la cantidad estipulada por la Junta en reglamentación. Los fondos recaudados por este concepto serán depositados en el Fondo de Salud, para el uso exclusivo de la Junta Examinadora de Enfermería de Puerto Rico.

(Diciembre 31, 2015, Núm. 254, art. 18, efectivo 6 meses después de su aprobación.)

**Artículo 19.-Solicitud de certificación en áreas de cuidado. (20 L.P.R.A. sec. 204q)**

(a) Toda enfermera/o que posea evidencia de estudios y práctica para trabajar en un área de cuidado, cursados en una institución de educación superior autorizada por el Consejo de Educación de Puerto Rico y la Junta, será reconocido por la Junta de acuerdo a los criterios y requisitos establecidos en su Reglamento.

(b) La Junta determinará la cantidad a pagar por el derecho de certificación. El dinero recaudado por este concepto será depositado en el Fondo de Salud, para el uso exclusivo de la Junta.

(Diciembre 31, 2015, Núm. 254, art. 19, efectivo 6 meses después de su aprobación.)

**Artículo 20.-Licencia Temporera. (20 L.P.R.A. sec. 204r)**

Se concederá licencia temporera con fines educativos a profesionales de la enfermería a personas no residentes de Puerto Rico de conformidad con los requisitos que establezca la Junta mediante reglamentación, incluyendo el requisito de cubiertas bajo una póliza de impericia profesional para los profesionales en la categoría de práctica avanzada.

(Diciembre 31, 2015, Núm. 254, art. 20, efectivo 6 meses después de su aprobación.)

**Artículo 21.-Registro y Recertificación. (20 L.P.R.A. sec. 204s)**

(a) Toda persona que posea licencia para practicar la profesión de la enfermería en Puerto Rico recertificará su licencia cada tres (3) años de acuerdo a las leyes vigentes de Puerto Rico y la reglamentación establecida por la Junta a estos efectos.

(b) Cada enfermero/a deberá cumplir con la solicitud de Registro de los Profesionales de la Salud del Departamento de Salud de Puerto Rico, según lo dispuesto por los Artículos 1 y siguientes de la Ley Núm. 11 de 23 de junio de 1976, según enmendada, conocida como "Ley de Reforma Integral de los Servicios de Salud de Puerto Rico". El enfermero/a pagará por su solicitud con un cheque certificado o giro postal o bancario a nombre del Secretario de Hacienda o mediante el procedimiento de pago permitido. La cantidad a pagarse será establecida por la Junta mediante reglamentación. Los fondos recaudados por este concepto serán depositados en el Fondo de Salud, para el uso exclusivo de la Junta.

(Diciembre 31, 2015, Núm. 254, art. 21, efectivo 6 meses después de su aprobación.)

**Artículo 22.-Recargos por no recertificar la licencia y penalidad por práctica ilegal sin recertificación de licencia. (20 L.P.R.A. sec. 204t)**

(a) Toda persona autorizada a practicar la profesión de la enfermería en Puerto Rico que no haya recertificado su licencia deberá pagar, además de los derechos correspondientes, la cantidad establecida por la Oficina de Reglamentación y Certificación de los Profesionales de la Salud, la cual está adscrita al Departamento de Salud de Puerto Rico, por concepto de recargo por recertificación tardía, este pago se realizará mediante giro bancario, postal o cheque certificado a nombre del Secretario de Hacienda de Puerto Rico o mediante el sistema de pago permitido. Los fondos recaudados por este concepto serán depositados en el Fondo de Salud, para el uso exclusivo de la Oficina de Reglamentación y Certificación de los Profesionales de la Salud, adscrita al Departamento de Salud de Puerto Rico. Cualquier persona que continúe practicando la profesión de la enfermería después de la vigencia de esta Ley sin haber cumplido con los requisitos de registro como indican las disposiciones de esta Ley para tales fines, se considerará que está ejerciendo ilegalmente la profesión de la enfermería y estará sujeta a las disposiciones de acción disciplinaria de esta Ley que incluye, previo al cumplimiento del procedimiento legal administrativo, multas por cada acto de hasta diez mil (10,000) dólares, suspensión de licencia profesional de enfermería por tiempo definido por la Junta, y podrá ser referido al Departamento de Justicia para el procedimiento penal de rigor por práctica ilegal de la profesión de enfermería. El dinero que se recaude por este concepto se depositará en el Fondo de Salud, para el uso exclusivo de la Junta.

(Diciembre 31, 2015, Núm. 254, art. 22, efectivo 6 meses después de su aprobación.)

**Artículo 23.-Protección de derechos adquiridos. (20 L.P.R.A. sec. 204u)**

La Junta expedirá, sin necesidad de examen, licencia de práctica avanzada para ejercer como enfermera o enfermero anestesista, obstétrica-partera(o) y "nurse practitioner" a aquellas enfermeras y enfermeros que le demuestren a la Junta, que al momento de entrar en vigor esta Ley, poseían una certificación nacional y licencia que les acreditaba para ejercer como enfermera o enfermero anestesista, obstétrico- partera(o) o "nurse practitioner". Además, toda persona que a la fecha de vigencia de esta Ley, posea una licencia para ejercer como enfermera/o, generalista o especialista expedida por la Junta Examinadora de Enfermería de Puerto Rico, será reconocida como persona autorizada legalmente para practicar como enfermero/a en sus respectivas categorías.

(Diciembre 31, 2015, Núm. 254, art. 23, efectivo 6 meses después de su aprobación.)

**Artículo 24.-Disposiciones especiales; excepciones. (20 L.P.R.A. sec. 204v)**

(a) Esta Ley no prohíbe la prestación de asistencia de servicios de enfermería en casos de:

(1) Desastres masivos o eventos catastróficos.

(2) Práctica de estudiantes de enfermería de escuelas o programas autorizados por organismos acreditadores de Puerto Rico.

(3) Práctica de la enfermería por personas que posean autorización para ejercer en los Estados Unidos de América y que sean empleadas de una agencia, negociado o división del Gobierno Federal, mientras estén en el desempeño oficial de sus deberes.

En estos casos, no será requisito poseer previamente una póliza de impericia profesional.

(Diciembre 31, 2015, Núm. 254, art. 24, efectivo 6 meses después de su aprobación.)

**Artículo 25.-Cláusula Derogatoria.**

Se deroga la Ley Núm. 9 de 11 de octubre de 1987, según enmendada. (20 L.P.R.A. sec. 203 et seq.)

(Diciembre 31, 2015, Núm. 254, art. 25, efectivo 6 meses después de su aprobación.)

**Artículo 26.-Interpretación. (20 L.P.R.A. sec. 204w)**

Nada de lo dispuesto en esta Ley podrá interpretarse como que menoscaba, limita o afecta los derechos que, como empleados o mediante contrato independiente, ostentan las enfermeras/os, especialistas, generalistas, asociados y prácticos licenciadas/os que, a la fecha en que entren a regir sus disposiciones, estén autorizados para ejercer como tales en el Estado Libre Asociado de Puerto Rico. Así también, todo concepto expresado en esta

Ley por género masculino se entenderá aplicable también al género femenino y viceversa.

(Diciembre 31, 2015, Núm. 254, art. 26, efectivo 6 meses después de su aprobación.)

**Artículo 27.-Cláusula de Separabilidad.**

Si algún artículo o párrafo o sección de esta Ley, o cualquiera de sus partes, fuera declarada ilegal, nula o inconstitucional por un tribunal o un organismo con jurisdicción y competencia el remanente de esta Ley o de sus partes, artículo, párrafos o secciones continuarán en toda su fuerza y vigor como si el artículo o párrafo o sección de esta Ley, o cualquiera de sus partes, que fue declarada ilegal, nula o inconstitucional nunca hubiese existido.

(Diciembre 31, 2015, Núm. 254, art. 27, efectivo 6 meses después de su aprobación.)

**Artículo 28.-Vigencia.**

Esta Ley comenzará a regir luego de seis (6) meses después de su aprobación.

(Diciembre 31, 2015, Núm. 254, art. 28, efectivo 6 meses después de su aprobación.)

**Notas Importantes**
**-2015, ley 254- Propósito de la ley-**

Para crear una nueva ley para reglamentar y atemperar la práctica de la profesión de la enfermería al mundo actual en el Estado Libre Asociado de Puerto Rico; establecer una Nueva Junta Examinadora de Enfermería; reglamentar todo lo relativo a la expedición de licencias, o certificaciones; establecer penalidades; proveer la fuente de los fondos operacionales de la Junta; y derogar la Ley Núm. 9 de 11 de octubre de 1987, según enmendada.

**-Exposición de Motivos-** Visite la Ley Núm. 245 del 2015 en www.LexJuris.com **(Gratis)**

## 2. Ley del Colegio de Profesionales de la Enfermería de Puerto Rico.
**Ley Núm. 82 de 1 de junio de 1973, según enmendada.**

### Art. 1. Creación. (20 L.P.R.A. sec. 211)

Se faculta a las enfermeras profesionales autorizadas por la Junta Examinadora de Enfermeras de Puerto Rico, a ejercer como tales en el Estado Libre Asociado de Puerto Rico y a constituirse en entidad jurídica bajo el nombre de "Colegio de Profesionales de la Enfermería de Puerto Rico". El domicilio oficial del Colegio será determinado Por la Junta de Gobierno del Colegio.

(Junio 1, 1973, Núm. 82, art. 1: Septiembre 15, 2004, Núm. 306, art. 1.)

### Art. 1-A. Definiciones. (20 L.P.R.A. sec. 211a)

A los efectos de las [20 LPRA secs. 211 a 211n] de esta ley, los términos que a continuación se relacionan tendrán el significado que aquí se expresa:

(a) *Colegio*. Significa el Colegio de Profesionales de la Enfermería de Puerto Rico que se crea por las [20 LPRA secs. 211 a 211n] de esta ley.

(b) Enfermera o Enfermero: toda persona autorizada por la Junta Examinadora de Enfermeras y Enfermeros de Puerto Rico para ejercer la profesión de la enfermería en las categorías de especialista, enfermera/o de práctica avanzada, generalista, o asociado, según definidas en la Ley Núm. 9 de 11 de octubre de 1987, según enmendada. Se excluye de esta Ley a las enfermeras prácticas licenciadas, quienes por disposición de la Ley Núm. 86 de 2 de julio de 1987, según enmendada, están afiliadas al Colegio de Enfermería Práctica Licenciada de Puerto Rico.

(c) Enfermera retirada o Enfermero retirado: persona retirada o pensionada del ejercicio de la profesión de la enfermería. Esta persona tuvo que haber tenido su licencia vigente y haber pertenecido al Colegio de Profesionales de la Enfermería hasta el momento de su jubilación o retiro por años de servicio, edad o incapacidad.

(d) Junta Examinadora: La Junta Examinadora de Enfermeras y Enfermeros creada al amparo de la Ley Núm. 9 de 11 de octubre de 1987, según enmendada.

(e) 'Junta de Gobierno' - se refiere a los oficiales que componen el cuerpo rector del Colegio de Profesionales de la Enfermería de Puerto Rico, según se establece en el Reglamento.

(f) Reglamento: conjunto de reglas o preceptos, debidamente aprobados por la Asamblea General, que rigen al Colegio de Profesionales de la Enfermería de Puerto Rico.

(Junio 1, 1973, Núm. 82, art. 1-A; enmendada en el 1976, ley 11; Septiembre 15, 2004, Núm. 306, art. 3, enmiendan los incisos (b), (c), (d) y se adicionan los incisos (e) y (f))

**Art. 2. Facultades. (20 L.P.R.A. sec. 211b)**

El Colegio tendrá facultad para:

(a) Subsistir a perpetuidad bajo ese nombre; demandar y ser demandado como persona jurídica.

(b) Poseer y usar un sello que podrá alterar a su voluntad.

(c) Adoptar su reglamento interno, que será obligatorio para todos sus miembros, y para enmendarlo en la forma y bajo los requisitos que en el mismo se estatuyan.

(d) Adquirir derechos y bienes, muebles e inmuebles; y cualesquiera fondos, por donación, legado, contribuciones entre sus propios miembros, compra, traspasos, cesiones, subsidios, asignaciones, anticipos, préstamos o de cualquier otro modo legal tanto del Estado Libre Asociado de Puerto Rico, como del Gobierno Federal o sus agencias o de personas o entidades particulares; y podrá poseer, hipotecar arrendar, administrar y disponer de dichos bienes en forma legal y de acuerdo con su reglamento.

(e) Nombrar los directores, funcionarios u oficiales que constituirán la Junta de Gobierno, conforme a lo adoptado en el Reglamento. No podrán ocupar puestos en la Junta de gobierno los integrantes de la Junta Examinadora de Enfermeras y Enfermeros de Puerto Rico, de la Secretaria Auxiliar de Enfermería del Departamento de Salud, aquellos que desempeñan funciones en el Colegio bien por nombramiento regular o por contrato. No podrán ser miembros de la Junta de Gobierno, ni de ninguno de los organismos rectores del Colegio, aquellas personas que hayan sido convictas de delito grave, o de delito menos grave que conlleve depravación moral o deshonestidad, así como tampoco aquellas personas que hayan sido removidas de algún cargo dentro de los organismos rectores del Colegio por razón de violaciones al deber de fiducia, o por violaciones al Código de Ética que rige la profesión de la Enfermería.

(f) Proteger a sus miembros en el ejercicio de su profesión y, mediante la creación de montepíos, sistemas de seguros y fondos especiales, o en cualquier otra forma legal, ayudar a aquellos colegiados que estén desempleados, socorrer a los que se retiren por incapacidad física o avanzada edad y a los herederos o beneficiarios de los que fallezcan.

(g) Adoptar e implantar, con la Junta, los cánones de ética profesional que regirán la conducta de los colegiados.

(h) Recibir e investigar las querellas que bajo juramentos se formulen respecto a la conducta de sus miembros en el ejercicio de la profesión, pudiendo remitirlas a la Junta de Gobierno que se establece en la [20 LPRA sec. 211f] de esta ley para que actúe, después de una vista preliminar, en la que se permita al querellado o a su representante legal, traer sus propios testigos y ser oído; y si se encontrare justa causa instituir el correspondiente procedimiento de suspensión o cancelación de licencia ante la Junta para la acción pertinente. Nada de los dispuesto en este inciso se interpretará en el sentido de limitar o intervenir con la facultad de la Junta para llevar a cabo su propia investigación.

(i) Ejercitar las facultades incidentales que fueren necesarias o convenientes a los fines de su creación y que no estuvieren en desacuerdo con las [20 LPRA secs. 211 a 211n] de esta ley.

(Junio 1, 1973, Núm. 82, art. 2; Septiembre 15, 2004, Núm. 306, art. 3, enmienda el inciso (e).)

### Art. 3. Miembros. (20 L.P.R.A. sec. 211c)

Serán integrantes del Colegio las enfermeras y enfermeros, según las categorías definidas en la Ley Núm. 9 de 11 de octubre de 1987, según enmendada, que hayan sido autorizados por la Junta Examinadora de Enfermeras y Enfermeros de Puerto Rico para ejercer como tales en el Estado Libre Asociado de Puerto Rico, y que cumplan con los deberes de esta Ley y con el reglamento aprobado por el Colegio. También, pertenecerán al Colegio todas las enfermeras y enfermeros retirados.

(Junio 1, 1973, Núm. 82, art. 3; Septiembre 15, 2004, Núm. 306, art. 4.)

### Art. 4. Colegiación obligatoria. (20 L.P.R.A. sec. 211d)

Ninguna persona podrá ejercer la profesión de la enfermería en Puerto Rico, según definida por la Ley Núm. 9 de 11 de octubre de 1987, según enmendada, si no está afiliada al Colegio. Toda persona que ejerza la profesión sin estar colegiada estará sujeta a las penalidades dispuestas en esta Ley.

(Junio 1, 1973, Núm. 82, art. 4; Septiembre 15, 2004, Núm. 306, art. 5.)

### Art. 5. Organización. (20 L.P.R.A. sec. 211e)

Regirán los destinos del Colegio, en primer término, su Asamblea General, y en segundo término, su Junta de Gobierno.

(Junio 1, 1973, Núm. 82, art. 5)

### Art. 6. Junta de Gobierno, integración. (20 L.P.R.A. sec. 211f)

Los oficiales del Colegio constituirán la Junta de Gobierno. La Asamblea General determinará, mediante la adopción de un reglamento, su composición, organización interna y los términos de incumbencia de sus integrantes.

(Junio 1, 1973, Núm. 82, art. 6; Septiembre 15, 2004, Núm. 306, art. 6.)

### Art. 7. Reglamento. (20 L.P.R.A. sec. 211g)

El reglamento de Colegio proveerá todo lo necesario para su funcionamiento interno incluyendo lo concerniente a las funciones y deberes de sus oficiales y demás colegiados y lo concerniente a las funciones y deberes de todos sus organismos; convocatorias, fechas, quórum, forma y requisitos de las asambleas generales y de las sesiones de la Junta de Gobierno así como sus poderes y deberes; presupuesto e inversión de fondos y disposición de bienes del Colegio; términos de todos los cargos, nombramientos y deberes de los empleados necesarios para implantar el programa del Colegio, sueldos y requisitos; cesantías y cómo cubrir las vacantes. Se hará constar en el reglamento el procedimiento a seguir para establecer delegaciones de distritos y delegaciones de municipios, las cuales deberán constituirse y funcionar a tenor con aquél. El reglamento sólo podrá ser enmendado, aprobado o derogado por la Asamblea General del Colegio mediante el procedimiento que en el mismo reglamento se establezca.

(Junio 1, 1973, Núm. 82, art. 7)

### Art. 8. Cuota. (20 L.P.R.A. sec. 211h)

Cada año los miembros pagarán una cuota en la fecha o en la forma que fije el reglamento, la cual será fijada por disposición de la Asamblea Anual Ordinaria del Colegio. El quórum reglamentario para modificar la cuota anual será aquel requerido para la asamblea de enmiendas al reglamento. Disponiéndose que deberá pasar un período de no menos de diez (10) años desde la asamblea en que se apruebe una modificación en la cuota para que pueda considerarse una nueva modificación en la cuota.

Para el caso de que en una asamblea ordinaria y/o extraordinaria debidamente convocada no se cuente con el dos por ciento (2%) de la matrícula a la hora establecida, se procederá a constituir quórum una (1) hora después de la hora establecida en dicha convocatoria con las personas presentes con derecho a voto.

Para el caso de que en la celebración de asambleas para la realización de enmiendas al Reglamento, no se cuente con el dos por ciento (2%) de la matrícula a la hora requerida, el quórum quedara constituido una (1) hora después de la hora establecida en dicha convocatoria con las personas presentes con derecho a voto; disponiéndose, que deberá pasar un período de no menor de diez (10) años desde la asamblea en que se aprueben enmiendas al reglamento para considerarse una nueva revisión del Reglamento.

(Junio 1, 1973, Núm. 82, art. 8; Septiembre 15, 2004, Núm. 306, art. 7; Diciembre 26, 2006, Núm. 302, art. 1; Julio 21, 2014, Núm. 96, art. 1, añade los párrafos 2do y 3ro.)

**Art. 9. Obligación de todo patrono de requerir de forma compulsoria evidencia de colegiación anualmente. (20 L.P.R.A. sec. 211i)**

Toda enfermera o enfermero que en el ejercicio de su profesión se desempeñe en el gobierno federal (con excepción de aquellas agencias o instituciones del Gobierno Federal a las que por disposición expresa de la Ley no le apliquen las Leyes del Estado Libre Asociado de Puerto Rico), estatal, municipal o en la empresa privada, deberá estar debidamente colegiado. Por tal razón, todo patrono o persona que contrate los servicios de una enfermera o enfermero estará obligado a requerirle, al momento de reclutarlo y anualmente, una certificación de colegiación la cual incluirá la fecha de emisión, la fecha de expiración, número de colegiado, número de seguro social y el sello del Colegio. Las enfermeras y enfermeros que fungen como contratistas independientes y reciben remuneración directa del cliente o paciente deberán, mostrar evidencia de la colegiación.

(Junio 1, 1973, Núm. 82, art. 9; Septiembre 15, 2004, Núm. 306, art. 9.)

**Art. 10. Suspensión por falta de pago. (20 L.P.R.A. sec. 211j)**

Todo colegiado que no pague su cuota en la fecha reglamentaria, no tendrá derecho a votar. El deudor será considerado como integrante pasivo del Colegio durante un término máximo de treinta (30) días, durante el cual el Colegio le notificará por escrito y mediante correo certificado, que:

(a) le adeuda cuotas al Colegio por concepto de pago de colegiación.

(b) Deberá mostrar causa, ante la persona dignada por la Junta de Gobierno dentro del término de diez (10) días laborables, a partir de la fecha de notificación, de por qué el Colegio no debe revocar su colegiación.

(c) Cumplido el período antes expuesto sin saldar la deuda correspondiente ni presentar prueba a su favor, se procederá a revocarle su colegiación y a notificar de ello a su patrono.

(d) Se le apercibirá de la intención del Colegio de solicitar a la Junta Examinadora la suspensión inmediata de su licencia para ejercer la profesión de enfermería en Puerto Rico, mediante el proceso establecido en el Reglamento de la Junta Examinadora para ello. Una vez cumplido con el proceso antes mencionado, el Colegio presentará una solicitud de suspensión de licencia por incumplimiento en el pago de la colegiación ante la Junta Examinadora, dentro del período de treinta (30) días a .partir de declarar al colegiado suspendido y éste no presentar documentación alguna ni saldar la deuda.

Una vez el colegiado, cuya licencia ha sido suspendida, paga la cantidad adeudada, el mismo recobrará todos sus derechos y deberes que provienen de tener una licencia activa y al día.

(Junio 1, 1973, Núm. 82, art. 10; Septiembre 15, 2004, Núm. 305, art. 9)

### Art. 11. Interdictos contra actos ilegales. (20 L.P.R.A. sec. 211k)

El Colegio tendrá la facultad de solicitar al tribunal una orden de interdicto, auto inhibitorio o cualquier otra providencia que fuere pertinente, para que se ordene cesar y desistir de actos o prácticas en contra de lo establecido en esta Ley.

Dicha orden podrá, además, solicitarse contra cualquier persona natural o jurídica que utilice o permita que se utilicen los servicios de cualquier enfermera o enfermero que incumpla con lo establecido en esta Ley, y que no posea licencia válida para ejercer la profesión de enfermería. Esta acción del Colegio es independiente de cualquier otra acción o recurso que inicie la Junta Examinadora contra un profesional de enfermería por los mismos actos o prácticas.

(Junio 1, 1973, Núm. 82, art. 11; Septiembre 15, 2004, Núm. 305, art. 10)

### Art. 12. Anterior, Derogado en Septiembre 15, 2004, Núm. 305, art. 11.

### Art. 12. Representación de colegiados (20 L.P.R.A. sec. 211*l*)

El Colegio establecido por la presente ley, asumirá la representación de todos los colegiados y tendrá autoridad para hablar en su nombre y representación de acuerdo con los términos establecidos en esta Ley, y del Reglamento que aprobase y de las decisiones adoptadas por los colegiados en asambleas anuales ordinarias y extraordinarias celebradas.

(Junio 1, 1973, Núm. 82, art. 13; Septiembre 15, 2004, Núm. 305, art. 12, enmendado y renumerado como art. 12.)

**Art. 13. Penalidades. (20 L.P.R.A. sec. 211m)**

Toda persona que ejerciere en Puerto Rico la profesión de Enfermería, en cualquier de las categorías descritas en la Ley Núm. 9 de 11 de octubre de 1987, según enmendada, sin estar debidamente colegiada; toda persona natural o jurídica que ayude, facilite o emplee a una enfermera o a un enfermero sin que esté colegiado; y toda persona que se hiciere pasar o se anunciase como tal enfermera o enfermero sin estar debidamente licenciada por la Junta; incurrirá en delito menos grave, que será castigado con una multa no menor de doscientos (200) dólares ni mayor de quinientos (500) dólares o cárcel por un término no menor de un (1) mes ni mayor de tres (3) meses, o ambas penas a discreción del tribunal. En caso de reincidencia la multa no será menor de tres mil (3,000) dólares ni mayor de cinco mil (5,000) dólares, o cárcel por un término no menor de tres (3) meses ni mayor de seis (6) meses o ambas penas a discreción del Tribunal.

El Secretario de Justicia por iniciativa propia, o a solicitud del Colegio, podrá entablar y tramitar ante los tribunales competentes, los procedimientos y acciones criminales correspondientes contra aquellas personas que así practiquen ilegalmente.

(Junio 1, 1973, Núm. 82, art. 14; Septiembre 15, 2004, Núm. 305, art. 13, enmendado y renumerado como art. 13.)

# 3. Ley para crear el Colegio de Enfermería Práctica Licenciada.

**Ley Núm. 86 de 2 de julio de 1987, según enmendada.**

**Art. 1. Constitución. (20 L.P.R.A. sec. 235)**

Se autoriza a las enfermeras/os prácticas/os a ejercer como tales en el Estado Libre Asociado de Puerto Rico a constituirse como una entidad jurídica o corporación casi-pública bajo el nombre de Colegio de Enfermería Práctica Licenciada de Puerto Rico, siempre que la mayoría de tales personas así lo acuerden en referéndum que al efecto se celebrará, según se dispone en el Artículo 11 de esta Ley. El domicilio oficial del Colegio será determinado por la Junta de Gobierno del Colegio, sin consulta previa a la Asamblea.

(Julio 2, 1987, Núm. 86, art. 1; enmendado en Julio 20, 2005, Núm. 26, art. 1.)

**Art. 2. Definiciones. (20 L.P.R.A. sec. 235a)**

A los efectos de esta ley, los términos que a continuación se relacionan tendrán el significado que aquí se expresa:

(a) *Colegio.* Significa el Colegio de Enfermería Práctica Licenciada de Puerto Rico que se crea por esta ley.

(b) *Enfermería Práctica Licenciada.* Persona masculina o femenina que se dedica a realizar y practicar en beneficio de enfermos, lesionados o impedidos, actos selectivos que requieren la habilidad y el juicio, pero no los conocimientos extensos requeridos a las enfermeras generalistas, especialistas o de médicos y dentistas autorizados a ejercer en Puerto Rico y que, por tanto, deben realizar y practicar bajo dirección de los profesionales arriba expuestos.

(c) *Junta de Gobierno.* Significa la Junta de Gobierno del Colegio de Enfermería Práctica Licenciada de Puerto Rico creado por esta ley.

(d) *Junta Examinadora.* Significa la Junta Examinadora de Enfermería de Puerto Rico.

(e) *L.P.N.* Significa iniciales del término Enfermeras/s Prácticas/s Licenciadas/s, en inglés, *Licensed Practical Nurse* .

(f) *Reglamento.* Significa las reglas y los estatutos del Colegio.

(Julio 2, 1987, Núm. 86, art. 2.)

## Art. 3. Facultades. (20 L.P.R.A. sec. 235b)

El Colegio tendrá facultad para:

(a) Subsistir a perpetuidad bajo ese nombre y demandar y ser demandado como persona jurídica.

(b) Poseer y usar un sello que podrá alterar a su voluntad.

(c) Adoptar su reglamento interno, que será obligatorio para todos sus miembros y para enmendarlo en la forma y bajo los requisitos que en el mismo se estatuyan.

(d) Adquirir derechos y bienes muebles e inmuebles; y cualesquiera fondos, por donaciones, legado, contribuciones entre sus propios miembros, compra, traspasos, cesiones, subsidios, anticipos, préstamos o de cualquier otro modo legal tanto del Estado Libre Asociado de Puerto Rico, como del Gobierno Federal o de sus agencias o de personas o entidades particulares; y podrá poseer hipotecas, arrendar, administrar y disponer de dichos bienes en forma legal y de acuerdo con su reglamento.

(e) Nombrar sus directores y funcionarios u oficiales los cuales constituirán la Junta de Gobierno del Colegio.

(f) El Colegio de Enfermería Práctica Licenciada de Puerto Rico establecerá, mediante reglamento, los beneficios que ofrecerá a los colegiados, de acuerdo a la capacidad económica del Colegio.

(g) Adoptar e implantar, en coordinación con la Junta Examinadora los cánones de ética profesional que regirán la conducta de los colegiados.

(h) Recibir e investigar las querellas que bajo juramento se formulen respecto a la conducta de sus miembros en el ejercicio de su oficio, pudiendo remitirlas a la Junta de Gobierno que se establece en el Artículo Núm. 6 de esta Ley para que actúe después de una vista preliminar, en la que se permita al querellado o su representante legal, traer sus propios testigos y ser oído, y si encontrare justa cause instituir el correspondiente procedimiento de suspensión o cancelación de la licencia ante la Junta Examinadora para la acción pertinente. Nada de lo dispuesto en este inciso se interpretará en el sentido de limitar o intervenir con la facultad de la Junta Examinadora para llevar a cabo su propia investigación.

(i) Ejercitar las facultades incidentales que fueran necesarias o convenientes y que no estuvieran en desacuerdo con esta ley.

(Julio 2, 1987, Núm. 86, art. 3; enmendado en Julio 20, 2005, Núm. 26, arts. 2, 3 y 4, inciso (f), (g) y (h).)

### Art. 4. Miembros. (20 L.P.R.A. sec. 235c)

Podrán ser miembros del Colegio las enfermeras o enfermeros prácticos legalmente autorizados por la Junta Examinadora para ejercer como tales en el Estado Libre Asociado de Puerto Rico, que cumplan con los deberes que esta ley y el reglamento que apruebe el Colegio dispongan.
(Julio 2, 1987, Núm. 86, art. 3.)

### Art. 5. Colegiación obligatoria. (20 L.P.R.A. sec. 235d)

A partir de la primera reunión de la Junta de Gobierno del Colegio ningún enfermero/a práctico/a, que no esté debidamente colegiado/a, podrá ejercer esta profesión en Puerto Rico y si la ejerciere estará sujeta a las penalidades dispuestas más adelante en esta Ley.
(Julio 2, 1987, Núm. 86, art. 5; enmendado en Julio 20, 2005, Núm. 26, art. 5.)

### Art. 6. Gobierno. (20 L.P.R.A. sec. 235e)

Regirán los destinos del Colegio, en primer término su Asamblea General y en segundo término su Junta de Gobierno.

### Art. 7. Junta de Gobierno. (20 L.P.R.A. sec. 235f)

Los oficiales del Colegio constituirán la Junta de Gobierno del Colegio que consistirá de un Presidente, un Primer Vice-Presidente, un Segundo Vice-Presidente, un Secretario, un Tesorero y ocho (8) Vocales, uno por cada Distrito Senatorial.
(Julio 2, 1987, Núm. 86, art. 7; enmendado en Julio 20, 2005, Núm. 26, art. 6.)

### Art. 8. Reglamento. (20 L.P.R.A. sec. 235g)

El Reglamento del Colegio proveerá todo lo necesario para su funcionamiento interno incluyendo lo concerniente a las funciones y deberes de todos sus organismos; convocatorias, fechas, quórum, forma y requisitos de las Asambleas Generales de sesiones de la Junta de Gobierno así como sus poderes y deberes; presupuesto o inversión y disposición de bienes del Colegio.

Se hará constar en el reglamento el procedimiento a seguir para establecer delegaciones de distritos y delegaciones de municipios, las cuales deberán constituirse y funcionar a tono con aquél. El reglamento sólo podrá ser enmendado, aprobado o derogado por la Asamblea General del Colegio mediante el procedimiento que en el mismo reglamento se establezca.
(Julio 2, 1987, Núm. 86, art. 8; enmendado en Julio 20, 2005, Núm. 26, art. 7.)

### Art. 9. Cuota anual - Determinación. (20 L.P.R.A. sec. 235h)

Cada año los miembros pagarán una cuota en la fecha o en la forma que fije el Reglamento, la cual será fijada por disposición de la Asamblea Ordinaria

del Colegio. El quórum reglamentario para fijar la cuota se establecerá mediante reglamento.
(Julio 2, 1987, Núm. 86, art. 9; enmendado en Julio 20, 2005, Núm. 26, art. 8.)

**Art. 10. Falta de pago. (20 L.P.R.A. sec. 235i)**
Cualquier miembro que no pague su cuota se considera como miembro pasivo, sin derecho ha voz ni a voto, por un período de tiempo que se establecerá en el reglamento, y pasado dicho período de tiempo, quedará suspendido como miembro del Colegio previa notificación de la Junta Examinadora; podrá rehabilitarse mediante el pago de lo que adeude por concepto de cuotas.
(Julio 2, 1987, Núm. 86, art. 10; enmendado en Julio 20, 2005, Núm. 26, art. 9.)

**Art. 14. Representación. (20 L.P.R.A. sec. 235j)**
El Colegio establecido por la presente ley, asumirá la representación de todos los colegiados y tendrá autoridad para hablar en su nombre y representación de acuerdo con los términos de esta ley y del reglamento que se aprobase e implantará las decisiones adoptadas por los colegiados en las asambleas anuales ordinarias y extraordinarias celebradas.
(Julio 2, 1987, Núm. 86, art. 14; enmendado en Julio 20, 2005, Núm. 26, art. 10.)

**Art. 15. Penalidades. (20 L.P.R.A. sec. 235k)**
Toda persona que ejerciere en Puerto Rico la profesión de Enfermería Práctica Licenciada sin estar debidamente colegiada y toda persona que se hiciere pasar o anunciara como tal sin estar debidamente licenciada por la Junta Examinadora, incurrirá en delito menos grave y será castigada con una multa no menor de doscientos cincuenta (250) dólares ni mayor de quinientos (500) dólares o cárcel por un término no menor de un (1) mes ni mayor de dos (2) meses o ambas penas a discreción del Tribunal. En caso de reincidencia la multa no será menor de quinientos (500) dólares ni mayor de mil (1,000) dólares o con cárcel por un término no menor de dos (2) meses ni mayor de seis (6) meses o ambas penas a discreción del Tribunal.
(Julio 2, 1987, Núm. 86, art. 15; enmendado en Julio 20, 2005, Núm. 26, art. 11.)

# 4. Ley para establecer un Salario Mínimo para los profesionales de la Enfermería en el Sector Privado.
**Ley Núm. 27 de 20 de julio de 2005, según enmendada.**

Para establecer un salario mínimo para los profesionales de la enfermería en Puerto Rico en el sector privado.

**Artículo 1.- [Salario Mínimo]**

El salario mínimo a ser devengado por un(a) enfermero(a) en el sector privado será:

a. Enfermera(o) Práctica(o) sin experiencia: $1,750.00
b. Enfermera(o) Práctica(o) con experiencia: $2,000.00
c. Enfermera(o) Asociada(o) sin experiencia: $ 2,250.00
d. Enfermera(o) Asociada(o) con experiencia: $2,500.00
e. Enfermera(o) Generalista(o) sin experiencia: $2,750.00
f. Enfermera(o) Generalista(o) con experiencia: $3,000.00

Los patronos, podrán implementar los salarios dispuestos en el presente Artículo mediante un periodo escalonado de transición que se podrá extender por dieciocho (18) meses, disponiéndose que en julio del 2023, todo el personal de enfermería en el servicio privado deberá estar ubicado en la escala correspondiente.

Las nuevas escalas a establecerse se aplicarán sin perjuicio a los términos de los distintos convenios colectivos que estén vigentes al momento de la fecha de comienzo de la vigencia de esta Ley.

(Julio 20, 2005, Núm. 27, art. 1; Septiembre 1, 2020, Núm. 137, sec, 1, enmienda en términos generales.)

**Notas Importantes**
**-Enmienda**

**-2020, ley 137-** Esta ley 137, enmienda este artículo en términos generales e incluye las siguientes secciones de aplicación:

**Sección 2.-** Por la presente se deroga cualquier ley, o parte de ley, que sea incompatible con ésta.

**Sección 3.-** Las disposiciones de esta Ley prevalecerán sobre cualquier otra disposición de ley que no estuviere en armonía con lo aquí establecido.

**Sección 4.-** Si cualquier palabra, frase, oración, párrafo, artículo, o parte de esta ley fuere declarado inconstitucional por un tribunal competente, la sentencia a tal efecto dictada no afectará, perjudicará, ni invalidará el resto de esta ley. El efecto de dicha sentencia quedará limitado a la palabra, frase, oración, párrafo, artículo, o parte de la misma que así hubiere sido declarado inconstitucional.

**Sección 5.-**Esta Ley entrará en vigor inmediatamente después de su aprobación.

**Artículo 2.- [Excepción]**
Este aumento en la escala salarial no aplicará a aquellos patronos que empleen un(a) enfermero(a).
(Julio 20, 2005, Núm. 27, art. 2.)

**Artículo 3.- [Excepción autorizado por el Secretario del Trabajo]**
El secretario del Trabajo queda facultado a establecer un procedimiento por el cual pueda eximirse de esta Ley a un patrono, siempre que el mismo demuestre que dicho aumento tendría un efecto nefasto para las finanzas de la empresa, tomando en consideración entre otras cosas, los costos operacionales de la empresa y la cantidad de empleados. Todo patrono que se beneficie de esta exención, tendrá que preparar un plan de aumento de sueldo proyectado para comenzar a cumplir con esta Ley al cabo de tres (3) años. Este plan será presentado al Secretario del Trabajo quien lo custodiará y dará seguimiento para que su implementación sea factible. Este plan de aumento de sueldo será sometido al Secretario no más tardar de noventa (90) días después que el Secretario haya eximido a ese patrono de cumplir con esta Ley.
(Julio 20, 2005, Núm. 27, art. 3.)

**Artículo 4.- [Reglamentación y Multas]**
El Secretario del Trabajo redactará un reglamento para la imposición de multas a quienes violenten alguna disposición de esta Ley. Las multas comenzarán en mil (1,000) dólares y no serán mayores a cinco mil (5,000) dólares por infracción.
(Julio 20, 2005, Núm. 27, art. 4.)

**Artículo 5.- [Vigencia]**
Esta Ley comenzará a regir inmediatamente después de su aprobación.
(Julio 20, 2005, Núm. 27, art. 5.)

# 5. Ley para establecer las escalas de salario de Enfermeras en el Servicio Público.
## Ley Núm. 28 de 20 de julio de 2005, según enmendada.

Ley para establecer las escalas de salario a ser aplicadas a la clase profesional de enfermería en el servicio público y disponer un plan escalonado para ajustar las escalas existentes actualmente.

**Artículo 1.- [Salarios]**

El personal de enfermería en el servicio público devengaran un salario mínimo básico basado en su preparación académica, experiencia y ejecución por una jornada de trabajo a tiempo completo de treinta y siete y media (37.5) horas. Las categorías salariales mínimas a ser aplicadas serán las siguientes:

a. Enfermera(o) Práctica(o) sin experiencia: $1,800.00
b. Enfermera(o) Práctica(o) con experiencia: $2,000.00
c. Enfermera(o) Asociada(o) sin experiencia: $ 2,300.00
d. Enfermera(o) Asociada(o) con experiencia: $2,500.00
e. Enfermera(o) Generalista(o) sin experiencia: $2,750.00
f. Enfermera(o) Generalista(o) con experiencia: $3,000.00

El Secretario del Departamento de Salud queda facultado a establecer un procedimiento por etapas, mediante el cual el gobierno de Puerto Rico cumplirá con las nuevas escalas aquí dispuestas. Disponiéndose que para el 1 de julio de 2022, todo el personal de enfermería en el servicio público deberá estar ubicado en su escala correspondiente. Además, el Secretario del Departamento de Salud tendrá la responsabilidad de revisar las escalas aquí propuestas cada cinco años y hacer los ajustes que estime pertinentes a las mismas.

(Julio 20, 2005, Núm. 28, art. 1; Septiembre 1, 2020, Num. 136, sec. 1, enmienda en términos generales.)

**Notas Importantes**
**-Enmienda**

**-2020, ley 136**- Esta ley 136, enmienda este artículo e incluye las siguientes secciones de aplicación:

**Sección 2.-**Por la presente se deroga cualquier ley, o parte de ley, que sea incompatible con ésta.

**Sección 3.**-Las disposiciones de esta Ley prevalecerán sobre cualquier otra disposición de ley que no estuviere en armonía con lo aquí establecido.

**Sección 4.**-Si cualquier palabra, frase, oración, párrafo, artículo, o parte de esta ley fuere declarado inconstitucional por un tribunal competente, la sentencia a tal efecto dictada no afectará, perjudicará, ni invalidará el resto de esta Ley. El efecto de dicha sentencia quedará limitado a la palabra, frase, oración, párrafo, artículo, o parte de la misma que así hubiere sido declarado inconstitucional.

**Sección 5.**-Esta Ley entrará en vigor inmediatamente después de su aprobación.

**Artículo 2.- [Salarios escalonados]**
Los salarios por jornada parcial de los profesionales de la enfermería en el servicio público serán establecidos de forma escalonada mediante reglamento por el Secretario del Departamento de Salud, al igual que el salario mínimo básico para cualquier otra categoría no incluida en el párrafo anterior. Disponiéndose que en el término de tres (3) años, contados a partir de la aprobación de esta ley todos los profesionales de enfermería en el servicio público deberán estar en su escala correspondiente.
(Julio 20, 2005, Núm. 28, art. 2.)

**Artículo 3.- [Aplicación Prospectivo]**
Esta Ley y los reglamentos que de ella surjan son de carácter prospectivo, y en nada afectan los contratos y compromisos anteriores a su aprobación, ni intervendrán con los contratos y convenios colectivos que a la fecha de su aprobación estén vigentes.
(Julio 20, 2005, Núm. 28, art. 3.)

**Artículo 4.- [Diferencial en sueldo]**
Se faculta al Secretario del Departamento de Salud para que conceda un diferencial en sueldo entre el personal de enfermería de los hospitales y salas de emergencia de los Centro de Tratamiento y el personal de enfermería con un horario fijo de trabajo.
(Julio 20, 2005, Núm. 28, art. 1.)

**Artículo 5.- [Vigencia]**
Esta Ley entrará en vigor inmediatamente después de su aprobación.

# 6. Reg. 9104 Reglamento para Regular la Profesión de la Enfermería en Puerto Rico

**GOBIERNO DE PUERTO RICO**
**DEPARTAMENTO DE SALUD**
**JUNTA EXAMINADORA DE ENFERMERIA DE PUERTO RICO**
Fecha Radicado: 9 de agosto de 2019
Aprobado: Lcda. María Marcano León
Subsecretaria de Estado

[Firma Omitida]
Lcdo. Samuel Wiscovitch Coralí
Secretario Auxiliar de Servicios
Departamento de Estado
Gobierno de Puerto Rico

**Declaración de Principios**

Este reglamento se emite al amparo de Ley 254 del 31 de diciembre de 2015, la cual regula el ejercicio de la práctica de la profesión de enfermería, así como el alcance de la práctica en sus distintas categorías, los requisitos mínimos de educación y proceso de licenciamiento que servirán de base para establecer los límites en el ejercicio de la profesión. Además, establece los mecanismos de organización de la Junta Examinadora de Enfermería de Puerto Rico (en adelante la JUNTA) y sus funciones, las cuales incluyen entre otros: el proceso de autorizar a ejercer la práctica de enfermería en Puerto Rico, reglamentar todo lo relativo a la expedición de licencias, certificaciones y proceso de recertificación, describir el proceso del establecimiento de las medidas disciplinarias, sanciones y penalidades de los profesionales que incurran en las violaciones descritas en la Ley 254, *supra*. La misión de la Junta es garantizar que los profesionales de enfermería ejerzan su profesión conforme a esta Ley, y asegurando la protección de los pacientes, así como la calidad de los servicios de salud en Puerto Rico.

La JUNTA, reconoce que la globalización ha provocado cambios sustanciales en la sociedad y en la prestación de servicios de salud. Las tendencias han marcado la ruta hacia la innovación, creación y desarrollo de apertura de servicios en los diferentes escenarios. Las variables de cuidado, el tiempo, la población y las necesidades de servicios de salud brindan la oportunidad de transformar el alcance de la práctica a un nivel óptimo. La Ley 254, *supra* facilita que profesionales competentes brinden servicios accesibles seguros y de calidad en los diferentes escenarios clínicos o servicios de salud en Puerto Rico. Según dispone la Ley 254 *supra,* su propósito es regir los designios, los procesos organizacionales y educativos, así como el seguimiento directo de la práctica de la enfermería y de quienes están autorizados a ejercerla en Puerto Rico.

**Capítulo 1: Disposiciones generales**

**Regla 1: Título**

Este Reglamento se conocerá como el Reglamento para Regular la Práctica de la Enfe1mería en Puerto Rico.

**Regla 2: Base Legal**

La base legal de este Reglamento es la Ley Núm. 254 de 31 de diciembre de 2015, conocida como la Ley para Regular la Práctica de la Enfermería en Pue1io Rico, Ley Núm. 38 de 30 de junio de 2017, según enmendada, conocida como la Ley de Procedimiento Administrativo Uniforme del Gobierno de Puerto Rico; la Ley Núm. 11 de 23 de junio de 1976, según enmendada, conocida como la Ley de Reforma Integral de los Servicios de Salud de Puerto Rico, la Ley Núm. 1O1 de 26 de junio de 1965, según enmendada, conocida como la Ley de Facilidades de Salud de Pue1io Rico y la Ley Núm. 212 de 12 agosto de 2018, conocida como la Ley de Registro y Licenciamiento de Instituciones de Educación, la cual crea la Junta de Instituciones Postsecundarias de Puerto Rico (en adelante JIPPR), la Ley Núm. 107 de 1 O de abril 2003, conocida como la Ley para la Administración de Exámenes de Reválida en el Estado Libre Asociado y la Ley Núm. 81 de 14 de marzo de 1912, según enmendada, conocida como Ley del Departamento de Salud.

**Regla 3: Aplicabilidad y alcance**

Este Reglamento será aplicable a todos los procedimientos, las prácticas, y las decisiones que ejecute la Junta Examinadora de Enfermería de Puerto Rico, adscrita al Departamento de Salud de Puerto Rico, en el descargue de sus obligaciones legales.

**Capítulo II: Definiciones**

Para propósitos de este Reglamento, los términos tendrán el siguiente significado:

**1. Acuerdo colaborativo** - Documento legal que dispone los protocolos clínicos que establecen el alcance o limitación de la práctica avanzada de la enfermería con el médico especialista con quien se establece dicho documento.

2. **Agencia federal** - Para propósitos de celiificaciones, se refiere a agencias acreditadoras reconocidas por el Departamento de Educación Federal. En términos laborales, se refiere a agencias que pertenecen al gobierno federal.

3. **Bioética-** principios de beneficencia, no maleficencia, justicia y autonomía aplicados por las enfermeras(os) durante la intervención y manejo de ser humano respetando la diversidad y expresión e identidad de género en cualquier escenario e independientemente de la condición de salud o enfermedad

4. **Categorías en la práctica de enfermería** - Niveles de preparación académica y competencias correspondientes, a tenor con las tendencias en la práctica de la enfermería, que se identifican para efectos de la Ley 254, *supra*. Las categorías incluyen enfermería práctica, enfermería asociada, enfermería generalista, enfermería especialista, enfermería de practica avanzada (anestesista, "Nurse Practitioner", obstétrica o partera y especialista clínica).

5. **Certificación de cuidado** - es el proceso mediante el cual la Junta reconoce que una enfermera(o) cumplen con los requisitos de estudios y práctica para trabajar en un área de cuidado de la enfermería, según establecido en este Reglamento.

6. **Código de ética** - aspectos que rigen la práctica y el comportamiento de la disciplina de enfermería independientemente su categoría.

7. **Comité consultivo** - grupo de personas representantes de los diferentes sectores de la enfermería, nombrados por la Junta y constituidos en un comité, cuya función es asesorar a la Junta en torno a normas y procedimientos generales.

8. **Competencias-** conocimientos destrezas y actitudes necesarias para ejercer la profesión de enfermería.

9. **Consentimiento informado-** se refiere al documento donde el paciente autoriza a que se le realice algún procedimiento, tratamiento y/o intervención.

10. **Diagnóstico clínico** - Es el proceso de identificar una condición de salud mediante la evaluación de signos y síntomas físicos y sicosociales, utilizando la toma de historial, examen físico y la intelpretación de pruebas diagnósticas basados en conocimientos avanzados de fisiopatología. Este proceso lo realizará el profesional de enfermería en la categoría de práctica avanzada, utilizando como base el "International Classification of Diseases" (ICD) en sus versiones actualizadas.

11. **Diagnóstico de enfermería** - Es el proceso de evaluación de signos y síntomas físicos y sicosociales, esenciales para el manejo y ejecución del cuidado de enfermería. Significa el análisis y declaración del curso o naturaleza de una condición, situación o problema que requiere la acción de enfelmería.

12. **Doctor en práctica de enfermería** - (DEP o DNP) Persona que posee preparación académica a nivel de doctorado por una institución de educación universitaria licenciada por el JIPPR y reconocida por la Junta y quien solo tendrá una licencia emitida por la Junta en la categoría de enfermera especialista o de practica avanzada.

13. **Doctor en enfermería** - (DNP, DEP, EdD, PhD, DNS, PsycD., DNAP, y cualesquiera otra que (emerja) Persona que posee licencia emitida por la Junta en la categoría de especialista en enfermería y que ha obtenido un grado de doctorado en práctica de enfermería u otro doctorado que le permita desempeñarse en la educación, investigación o el servicio en enfermería otorgado por una institución de educación universitaria o post-universitaria reconocida en Puerto Rico por la JUNTA y licenciada por la JIPPR. El campo de conocimientos de estos profesionales incluye pero no se limita a: cuidado clínico del individuo y las poblaciones, sistemas de organización, liderazgo, mejoramiento de la calidad, investigación basada en evidencia, análisis clínico para desarrollar guías de cuidado en enfermería, sistemas de informática, política pública de salud, colaboración interprofesional para mejorar servicios de salud al paciente y poblaciones, conocimientos de prevención clínica para mejorar los estándares y guías clínicas de salud. Para esta categoría la Junta no requiere una reválida ni otorgará licencia.

14. **Endoso-** Homologación de licencias expedidas fuera de la jurisdicción de Puerto Rico, que cumpla con la Ley 254, *supra* y este Reglamento, por la licencia de enfermería de Puerto Rico.

15. **Enfermería** - La ciencia y el arte de brindar cuidado de salud a individuos, familias, grupos y comunidad tomando en consideración las etapas de crecimiento y desarrollo en la cual se encuentren. Su campo de acción es la promoción y el mantenimiento de la salud, la prevención de las enfermedades, participación en sus tratamientos, incluyendo la rehabilitación, y la preparación para la muerte. El objetivo de la enfermería es apoyar significativa y deliberadamente al máximo bienestar físico, mental, social y espiritual del ser humano.

16. **Enfermera (o) anestesista** (CRNA, RNA)- Enfermero(a) con una preparación de maestría o doctorado en enfermería con especialidad en anestesia o una maestría o doctorado en anestesia de una institución

educativa reconocida por la Junta y el JIPPR y que posee una licencia vigente en esta especialidad, expedida por la Junta para ejercer en Puerto Rico o en su lugar, haber obtenido una certificación nacional de la "National Board of Certification and Recertification for Nurse Anesthetists" (NBCRNA) u otra asociación o agencia nacional que ofrezca esta certificación en el futuro, previamente reconocida por la Junta.

**17. Enfermera (o) asociada (o)** (ADN)- Persona que posee un grado asociado en enfermería de una institución de educación superior autorizada y reconocida por la Junta y licenciada por la JIPPR y que posee una licencia otorgada por la Junta, que le autoriza a ejercer dicho rol en Puerto Rico. Es la persona que colabora y participa en el cuidado del individuo a través de las diferentes etapas de crecimiento y desarrollo en escenarios de prestación de servicios de salud hospitalarios o estructurados. Realiza estimado de necesidades, planifica, ejecuta cuidado directo de enfermería y evalúa la efectividad de sus intervenciones a pacientes hospitalizados y ambulatorios. Fundamenta sus acciones en un conocimiento de las ciencias naturales y de la conducta humana, participa en actividades relacionadas con la salud del individuo en el contexto de la familia y de la comunidad. Podrá prestar sus servicios por contrato con agencias o personas siempre y cuando, ejerza bajo la dirección y supervisión de las( os) enfermeras(os) generalistas, especialistas o de práctica avanzada.

**18. Enfermero (a) especialista** - Persona que posee como preparación una maestría o doctorado en enfermería, otorgado por una institución de educación superior reconocida por la Junta y por la JIPPR y que posee licencia de enfermera (o) generalista y de especialista en un área de especialidad no contemplada bajo la categoría de práctica avanzada. Esta persona tiene conocimientos sustanciales en enfermería en relación con el área específica en que se desempeña, conocimiento de la metodología de investigación y la habilidad de aplicar éstos en el ejercicio de su práctica. Posee fundamentos en conocimientos científicos y juicio crítico, dirige, colabora y asesora a los miembros del equipo bajo su responsabilidad en la planificación, ejecución y evaluación del trabajo que desempeñan. Este profesional podrá funcionar independientemente y podrá ejercer práctica privada en Puerto Rico ofreciendo sus servicios mediante contrato con agencias o personas en cualquier escenario de su área de práctica. Para efectos de este Reglamento, los profesionales de enfermería con preparación académica de maestría o doctorado, que no estén contemplados en la práctica avanzada, se les expedirá la licencia de especialista. Esta categoría no requiere reválida.

**19. Enfermero(a) generalista** (BSN)- Persona que posee un grado de Bachillerato en Enfelmería de una institución de educación superior reconocida por la Junta y la JIPPR y que posee una licencia vigente otorgada por la Junta que le autoriza a ejercer dicho rol en Puerto Rico. Esta persona utiliza destrezas de pensamiento crítico al proveer cuidado de enfermería profesional a individuos, familia y comunidad y al ejercer liderazgo, gerencia y manejo de casos en diferentes escenarios. Es responsable de realizar estimados de necesidades, establecer diagnósticos de enfermería, planificar el cuidado, delegar e implantar medidas terapéuticas interdependientes e independientes, y evaluar la efectividad y eficiencia de las acciones de la práctica de enfermería.

Trabaja en coordinación con las/os enfermeras(o)s especialistas o de práctica avanzada en el cuidado directo de enfermería que se ofrece a los clientes. Las (os) enfermeras (os) generalistas dirigen el cuidado de enfermería que ofrecen las (os) enfermeras (os) de las categorías de Grado Asociado y Práctica, definidos por la Ley 254, *supra*. Estos profesionales podrán funcionar de manera independiente y tener práctica privada ofreciendo sus servicios mediante contratos con agencias o personas en cualquier escenario de salud o área de práctica.

**20. Enfermera (o) práctica (o) (LPN)** - Persona que posee un diploma de enfermería práctica otorgado de una institución autorizada por el Departamento de Educación de Puerto Rico, en los casos que aplique por la JIPPR y que posee una licencia vigente otorgada por la Junta que le autoriza a ejercer dicho rol en Puerto Rico. Es la persona que realiza cuidados selectivos a individuos, que requieren habilidad y juicio propio de su preparación de enfermería, pero no los conocimientos requeridos a los enfermeros(a)s de práctica avanzada, especialistas, generalistas o de grado asociado y que, por lo tanto, solo pueden trabajar bajo la dirección de éstos o de los médicos y dentistas autorizados a ejercer en Puelio Rico.

**21. Enfermera (o) de práctica avanzada** - Persona que posee licencia emitida por la Junta en categoría de enfelmera( o) generalista y que ha obtenido un grado de doctorado en práctica de enfermería clínica o maestría en enfermería con enfoque en práctica avanzada o una certificación postgrado luego de poseer un grado de maestría en enfermería con enfoque en práctica avanzada. Esta categoría incluye las siguientes especialidades de práctica: especialista clínico, obstetricia o partería, anestesista y "nurse practitioner" y cualquier otra especialidad que emerja dentro del concepto de práctica avanzada reconocidas por la Junta. Dicha preparación debe incluir los siguientes cursos medulares: fisiopatología, examen físico y farmacología avanzados, aprobados en una institución de educación superior reconocida por la JIPPR y por la JUNTA creada al amparo de la Ley 254, *supra*. Debe haber aprobado, además, una reválida emitida por la Junta o en su lugar, haber obtenido una certificación de la "American Nurse

Credentialing Center" (ANCC), National Board of Certification and Recertification for Nurse Anesthetists" (NBCRNA), "Accreditation Commission for Midwifery and Education" (ACME) u otra asociación o agencia especializada en el área correspondiente reconocida por la Junta, a los fines de obtener licencia en esta categoría. Éste profesional puede funcionar de forma independiente, dentro de las funciones propias de la enfermería según reconocidas mediante la Ley 254, *supra,* y podrá ejercer práctica privada en Puerto Rico ofreciendo sus servicios mediante contrato con agencias o personas en cualquier escenario de salud, de acuerdo a su área de especialidad.

22. **Enfermera(o) obstétrico o partera** (o) - enfermera( o) que posee una preparación de doctorado o maestría con una especialidad en obstetricia o partería, de una institución educativa reconocida por la Junta y la JIPPR y que posee una licencia vigente en esta especialidad, previo a tomar y haber aprobado la reválida otorgada por la Junta para ejercer en Puelto Rico o en su lugar haber obtenido una celtificación nacional de la "Accreditation Commission for Midwifery and Education" (ACME) ti o cualesquier otra asociación o agencia nacional que ofrezca esta certificación en el futuro, previamente reconocida por la Junta.

23. **Enfermero/a registrado( a) licenciado (a)** - Es la persona autorizada por la Junta Examinadora de Enfermería para ejercer la enfermería en Puerto Rico, incluyendo todas las categorías de enfermería, excepto la categoría de enfermero (a) práctico (a) que se describe en la Ley 254, *supra.*

24. **Especialista clínico** - Enfermero (a) con una preparación de maestría o doctorado en enfermería en un área de especialidad clínica de una institución educativa reconocida por la Junta y la JIPPR, el cual está capacitado para dar cuidado de enfermería experto y de manera integral en su área de competencia en escenarios de salud primarios, secundarios, terciarios, supra terciarios, y de rehabilitación y que posee licencia vigente de esta especialidad otorgada por la Junta para ejercer en Puerto Rico. El especialista clínico realiza sus tareas en colaboración con los médicos y el equipo interprofesional de salud. Este profesional debe aprobar una reválida de esta categoría otorgada por la Junta para ejercer en Puerto Rico o en su lugar haber obtenido una certificación nacional de la "American Nurse Credentialing Center" (ANCC), u otra agencia o asociación nacional que ofrezca esta certificación, previamente reconocida por la Junta.

25. **Función independiente** - Es el proceso por el cual se ejerce la enfermería por iniciativa propia a base de conocimientos, destrezas y habilidades, de acuerdo a la categoría que pertenece, reconocidas por la Ley 254, *supra* y este Reglamento.

26. **Funciones o roles-** Aquellas actividades autorizadas por la Junta para cada categoría de acuerdo con la Ley 254, *supra* y este Reglamento.

27. **Junta-Se** refiere a la Junta Examinadora de Enfermería de Puerto Rico, (JUNTA) organizada por la Ley 254, *supra*. Es el organismo legalmente constituido para regular la práctica de la enfermería en Puerto Rico. Su misión es el asegurar un proceso de licenciamiento para la protección del consumidor; garantizando que las enfermeras y enfermeros de Puerto Rico ejerzan la misma conforme a este Reglamento.

28. **Licencia** - Es el documento legal otorgado por la Junta que autoriza a una enfermera( o) a ejercer la enfermería en Puerto Rico, conforme con las categorías descritas en la Ley 254, *supra*.

29. **Licencia provisional-** es el documento legal emitido al candidato al solicitar el examen de reválida en las categorías de generalista, asociado y enfermera(o) practica(o) cuya vigencia es de cuatro (4) oportunidades durante un año.

30. **Licencia temporera-** Permiso temporero otorgado por la Junta con fines educativos a los profesionales de la enfermería no residentes en Puerto Rico.

31. **"Nurse Practitioner"** - Enfermero (a) que posee una preparación de maestría o doctorado en enfermería con una especialidad en el rol de "Nurse Practitioner" de una institución educativa reconocida por la Junta y la JIPPR, posee una licencia vigente de esta especialidad otorgada por la JUNTA para ejercer en Puerto Rico o en su lugar haber obtenido una certificación nacional de la "American Nurse Credentialing Center" (ANCC) u otra agencia o asociación nacional que ofrezca esta certificación reconocida por la Junta.

32. **Póliza de impericia** - cubierta de seguro de daños ocasionados a un paciente por negligencia, error, omisión y culpa como consecuencia. Se requiere evidencia para la recertificación de la licencia de práctica avanzada.

33. **Práctica colaborativa** - Práctica entre enfermeras( os) de práctica avanzada y médicos para manejar el cuidado de los clientes/pacientes bajo su responsabilidad. Incluye la toma de decisiones compartida la cual estará basada en la preparación académica y destreza profesional de los servicios brindados.

34. **Práctica de la enfermería** - Conjunto de todas aquellas acciones, juicios y destrezas basadas en un cuerpo sistemático de conocimientos de la enfermería, de las ciencias biológicas, físicas, sociales, tecnológicas y de la conducta humana, necesarias para cuidar a los individuos, los grupos, la

familia y la comunidad. La práctica incluye la formulación de diagnósticos de enfermería o diagnósticos clínicos, atender y prevenir problemas de salud de las personas que requieran intervención de enfermería, cuidar y rehabilitar al enfermo y la ejecución de medidas terapéuticas dependientes e independientes, de acuerdo con el nivel de preparación y de conformidad con las leyes vigentes. Incluye el cumplimiento de aquellas funciones delegadas de acuerdo con el nivel de preparación, autorizadas por la Junta en este Reglamento. Incluye, pero no se limita a, roles tales como administración, supervisión, educación, investigación y consultoría, entre otros.

**35. Práctica privada** - Práctica mediante la cual la enfermera( o) ejerce su rol y recibe una compensación directa del usuario o a través de planes de seguros de salud o beneficios de seguridad social vigentes en Puerto Rico.

**36. Privilegio de práctica** - Alcance de los acuerdos sobre tratamientos de cuidado y escenarios clínicos de enfelmería hacia sus pacientes estipulados mediante acuerdo, contrato y/o colaboración entre patrono y enfermero.

**37. Protocolos** - Conjunto de normas, procedimientos, funciones que puede ejecutar un profesional de enfermería en su práctica de forma colaborativa mediante un acuerdo escrito con un facultativo médico especialista y relacionado directamente a la práctica de enfermería para la cual el/la enfermero(a) especialista y/o de practica avanzada, ha sido autorizado; por ejemplo como en las prácticas de las/los enfermeras(os) Obstetra-Partera y los Enfermeros Anestesistas.

**38. Proveedor Primario** - Profesional de enfermería de práctica avanzada capacitado para dirigir, coordinar, manejar, y tomar decisiones sobre los pacientes bajo su responsabilidad, basado en su juicio clínico y de acuerdo a las funciones estipuladas por la Junta en este Reglamento. Este profesional podrá ejercer su rol de forma independiente mediante acuerdos o en colaboración con el médico y el equipo de salud interdisciplinario.

**39. Reciprocidad-** Expedición de licencias por la Junta a aquellas(os) enfermeras(os) que posean licencia otorgada por el gobierno de cualquier estado, posesión o territorio de los Estados Unidos de América o el Distrito de Columbia si han aprobado y así lo evidencian, el NCLEX de acuerdo a la categoría que solicita o por aquellos estados o territorios de los Estados Unidos de América o el Distrito de Columbia con los cuales la Junta haya establecido relaciones de reciprocidad.

**40. Registro** - Proceso mediante el cual una persona cualificada y debidamente licenciada para practicar la enfermería en Puerto Rico cumple con las disposiciones de la Ley Núm. 11, *supra* y este Reglamento.

**41. Reglamento de educación continua-** Reglas de recertificación basadas en lo dispuesto en la Ley 11, *supra,* o la que le suceda, donde se establecen las horas de educación continua para todas las categorías de enfermería.

## Capítulo III Junta Examinadora de Enfermería de Puerto Rico

### Regla 1: Organización

La Junta estará compuesta por siete (7) miembros, que serán personas autorizadas a ejercer la enfelmería en Puelio Rico; los cuales deberán tener licencia debidamente recertificada en Puerto Rico y que no hayan cometido delitos graves o menos graves en el ejercicio de la profesión de enfermería.

Además, los miembros serán enfermeras(os) representantes de las siguientes categorías una(un) (1) Enfermera(o) de Práctica Avanzada, una(un) (1) Enfermera(o) Especialista en Educación, una(un) (1) Enfermera(o) Especialista en Administración, una(un) (1) Enfermera(o) Generalista y una( un) (1) Enfermera( o) Asociada( o) y dos (2) enfermeras(os) prácticas(os).

### Regla 2: Nombramientos y cualidades.

Al entrar en vigor esta Ley, el/la Gobernador/a nombrará a los miembros de la Junta. Los miembros provenientes de las categorías de práctica avanzada, especialista y generalista serán nombrados por el término de cuatro (4) años y los tres (3) miembros restantes, entiéndase la (el) enfermera(o) asociada(o) y las(os) dos (2) enfermeras(os) prácticas(os) serán nombrados por el término de tres (3) años. Al vencer el télmino de cada miembro de la Junta, éste deberá permanecer en el cargo hasta que sea denominado o sustituido por otro miembro.

El Colegio de Profesionales de Enfermería de Puelio Rico, el Colegio de Enfermeras(o)s Práctica(o)s Licenciadas(os) de Puerto Rico, sindicatos y organizaciones *bona fide* que representan enfermeras(os), agencias de prestación de servicios de salud y entidades que tengan interés en enfermería y en la prestación de sus servicios, podrán someter candidatos para ser miembros de la Junta al(a) la Gobernador(a) de Puerto Rico para su consideración. Las enfermeras(os) que pertenezcan a la Junta, serán personas autorizadas a practicar la enfermería en Puerto Rico según las disposiciones de esta Ley, con no menos de cinco (5) años de experiencia en la práctica de enfermería. Deberán ser ciudadanos o residentes legales de los Estados Unidos de América y ser residentes de Puerto Rico.

### Regla 3: Destitución

El(la) Gobernador(a) de Puerto Rico podrá separar a cualquier miembro de su cargo por incumplimiento de sus deberes, por ineficiencia, incompetencia para desempeñar sus funciones, por acciones u omisiones ilegales so color de autoridad, por convicción de delito grave o delito menos grave cometidos dentro del ámbito profesional o que implique depravación moral o por cualquier otra causa justificada.

**Regla 4: Dietas y gastos de viaje**

Los miembros de la Junta tendrán derecho al pago de una dieta de cincuenta (50) dólares por día o fracción de día que comparezcan a reuniones de la Junta. Tendrán derecho al pago de gastos de viajes por milla recorrida en que incurran para llevar a cabo su gestión según se dispone en los Reglamentos del Departamento de Hacienda del Gobierno de Puerto Rico. El pago por viaje fuera de Puerto Rico, se considerará a base de los méritos y necesidades de estos y a la disponibilidad de fondos.

**Regla 5: Reuniones y quórum.**

Cada año, la Junta celebrará una reunión durante la cual se elegirá de entre los miembros, un(a) Presidente(a) y un(a) vicepresidente(a) así como un(a) secretario(a) y cualesquiera otros oficiales según sea necesario, disponiéndose que para la persona ser elegible a la presidencia deberá poseer una preparación mínima de maestría en ciencias en enfermería y para la vicepresidencia deberá poseer un mínimo de bachillerato en ciencias de enfermería. La Junta deberá celebrar reuniones por lo menos cada dos (2) meses o cuantas veces sea necesario para llevar a cabo sus funciones, previa convocatoria del(la) presidente(a). El quórum quedará constituido por cuatro (4) de los siete (7) miembros que componen la Junta. Una vez se constituya el quórum se dará lectura al acta de la reunión anterior.

Una vez aprobadas las actas serán firmadas por los miembros presentes. Las actas serán responsabilidad del Secretario de la Junta y serán custodiadas en la Oficina de Reglamentación y

Certificación de los Profesionales de la Salud en el lugar asignado para ello por la Junta.

**Regla 6: Facultades y deberes**

La Junta tendrá las siguientes facultades y deberes:

(a) Usará el sello oficial para la tramitación de las licencias y demás documentos expedidos por la Junta.

(b) Adoptará el Reglamento y/o las enmiendas necesarias al mismo para la ejecución de las disposiciones de esta Ley, previo cumplimiento con la normativa legal del debido proceso de ley en el derecho administrativo y según el procedimiento administrativo uniforme que aplique legalmente a la Junta. Tal Reglamento, una vez aprobado por la Junta y promulgado según la Ley de Procedimiento Administrativo que esté en vigor, tendrá fuerza de ley. Dicho Reglamento podrá ser revisado y enmendado cuando sea necesario en la misma forma en que se adopte el Reglamento original. De igual manera se faculta a la Junta a aprobar toda aquella reglamentación necesaria para el cumplimiento de esta Ley. Además, será deber de la Junta el preparar y aprobar un Código de Ética relacionado con la práctica de la enfelmería en Puerto Rico, el cual será el que regirá en todo escenario de labores de la práctica de la enfelmería, ya sea a nivel público o privado. En adición, la Junta preparará y adoptará reglamentación relacionada a los requerimientos de educación continua, y tendrá la facultad de preparar y adoptar toda la reglamentación que sea necesaria para la efectiva práctica profesional de conformidad con los parámetros y competencias de la enfermería en Puerto Rico.

(c) Autorizará la práctica de la enfermería en Puerto Rico, según se dispone en esta Ley.

(d) Examinará, otorgará licencias y recertificará las mismas a aquellos solicitantes que cualifiquen de acuerdo con los requisitos establecidos por Ley, sus Reglamentos y otras leyes aplicables que estén vigentes en Puelio Rico.

(e) Otorgará certificación por área de cuidado para trabajar en áreas de acuerdo a las estipulaciones de esta Ley y los criterios y requisitos establecidos por la Junta en su Reglamento.

(f) Celebrará vistas administrativas para investigar y determinar si ha habido violación a las disposiciones de la Ley 254, supra, y/o la reglamentación aprobada por la Junta por parte de algún aspirante o profesional de la enfermería y de cualquier ciudadano que se encuentre involucrado en alegados hechos de violación a las disposiciones de Ley y/o la reglamentación que a estos efectos establezca la Junta. Adjudicará a base de los hechos y el derecho aplicable los casos ante su consideración. Expedirá citaciones para la comparecencia de testigos y presentación de documentos en cualquier vista que celebre de acuerdo con los términos de esta Ley.

(g) Tomará juramentos relacionados con las vistas y/o investigaciones que conduzca.

(h) Revisará periódicamente las disposiciones de la Ley254, supra para recomendar actualizarlas conforme a las necesidades de la práctica de enfermería. Igualmente, la Junta preparará y presentará al(a) la Gobernador(a) de Puerto Rico y a la Asamblea Legislativa por conducto del Secretario de Salud, recomendaciones de legislación que entienda necesarias.

(i) Establecerá los requisitos y mecanismos necesarios para la recertificación de licencias que expida cada tres (3) años de acuerdo con las leyes vigentes en el país, con participación en el Registro de Profesionales de la Salud.

(j) Llevará un registro oficial de sus actividades y de las licencias otorgadas y revocadas por categoría para practicar la enfermería de acuerdo con la ley, según corresponda.

(k) Mantendrá en sus registros un solo expediente por profesional de todas las licencias y certificados expedidos a las enfermeras/os en Puerto Rico. Esta información podrá mantenerse de manera digitalizada o como parte del sistema computadorizado que facilita la documentación requerida a los profesionales de la salud en registro.

(l) Rendirá un informe anual de sus servicios y cualquier otra información que estime pertinente y necesaria al/a la Gobernador/a de Puelio Rico por conducto del Secretario de Salud.

(m) El/La Presidente/a de la Junta firmará todo documento oficial de la misma o podrá delegar en cualquier otro miembro de la Junta esta responsabilidad.

(n) En virtud de alguna queja o denuncia radicada de cualquier persona natural o jurídica ante la Junta o de advenir en conocimiento por medio de información pública, podrá la misma en cualquier momento iniciar un proceso administrativo o referir los hallazgos u información obtenida a las autoridades estatales o federales peliinentes contra cualquier enfermera(o) que incurra en violaciones a las disposiciones de esta Ley o reglamentación emitida por la Junta.

(o) Determinará acción disciplinaria mediante amonestación, multas, restitución, servicios comunitarios, suspensión sumaria, suspensión por término definido, realizará referidos ante agencias fiscalizadoras para la investigación y adjudicación pertinente, así como, revocará, anulará, cancelará o restituirá las licencias luego de los debidos procesos establecidos por las disposiciones de la Ley 254, *supra.*, Ley 38-2017 conocida como Ley de Procedimiento Administrativo Uniforme del Gobierno de Puelio Rico, (LPAU).

(p) Podrá nombrar un comité consultivo para asesoramiento sobre normas y procedimientos generales relacionados con la Junta incluyendo legislación, reválida u otra necesidad que estime la Junta. Las cualidades y criterios para nombrar los miembros que van a componer este comité se estipularán en el presente Reglamento. Los miembros de este comité consultivo no podrán, bajo ningún concepto, actuar como consultores o instructores de repasos de reválidas durante su incumbencia como miembro del comité consultivo y luego de finalizado su término en la misma, tampoco lo podrá realizar por un periodo de dos (2) años después de concluidos sus servicios a la Junta.

(q) Atenderá aquellas querellas referidas por las diferentes agencias gubernamentales.

(r) Otorgará una licencia provisional a enfermeras o enfermeros de programas educativos autorizados por la JIPPR en las categorías de generalistas, asociados y enfermería práctica. Se le otorgará licencia permanente una vez haya cumplido con la aprobación de la reválida y otros requerimientos establecidos por la Junta.

(s) Preparará y administrará el examen de reválida. La Junta podrá utilizar un ente externo para el proceso de administración del examen de reválida. La Junta preparará el banco de preguntas necesario para el examen de reválida, con este fin podrá crear aquellos comités evaluativos, consultivos o de facultad que entiendan pertinentes o necesarios.

(t) Evaluará y aprobará las propuestas de solicitud para proveer educación continua, diseños y módulos educativos que sometan los proveedores de educación continua previamente autorizados por la Junta.

**Regla 7: Elección Posiciones Oficiales**

La Junta elegirá de entre sus miembros un presidente, un vicepresidente, un secretario (a) y cualquier otro oficial, según sea necesario.

**Regla 8: Términos**

Los oficiales serán elegidos en reunión de Junta, por un año, con derecho a ser reelectos en la misma posición por un segundo término. Si surgiere una vacante en el puesto de presidente, la misma será cubierta por el vicepresidente.

**Regla 9: Vacantes**

Toda vacante que ocurra antes de expirar el término de nombramiento del miembro que la ocasione será cubierta de la misma forma que éste fue nombrado y ejercerá sus funciones por el término que fue nombrado su antecesor. Cuando una vacante ocurra por razón de la expiración del término de nombramiento, el Presidente de la Junta notificará tal hecho al Gobernador, con no menos de sesenta (60) días de anterioridad a la fecha de expiración de dicho nombramiento de forma tal que se agilice el proceso de nombramiento del nuevo miembro.

**Regla 10: Deberes del Presidente**

1. Representará a la Junta ante los organismos donde su comparecencia se haga necesaria.

2. Convocará a la Junta a reuniones ordinarias según programadas y a extraordinarias según sea necesario.

3. Preparará la agenda, presidirá y conducirá todas las reuniones de la Junta.

4. Firmará todo documento oficial de la Junta.

5. Coordinará todas las actividades profesionales relacionadas con el trabajo de los miembros de la Junta.

6. Delegará en el vicepresidente u otro oficial, asuntos o tareas que estime pertinentes.

7. Presentará en las reuniones un informe de las actividades en que la Junta ha estado representada.

**Regla 11: Deberes del Vicepresidente**

1. El vicepresidente asumirá las funciones del presidente en caso de ausencia.

2. Coordinará con el representante en la Junta de cada una de las categorías de enfermería todos aquellos asuntos que le sean delegados, que estén relacionados con el ejercicio de esa categoría.

**Regla 12: Deberes del Secretario**

1. Constatara el quórum.

2. Dará lectura al acta de la reunión anterior.

3. Se asegurará de que todos los miembros presentes en la reunión donde fue aprobada el acta la firmen.

4. Será responsable de las actas y de asegurar la custodia de estas en la Oficina de Reglamentación y Certificación de los Profesionales de la Salud (ORCPS).

**Regla 13: Deberes de los Miembros**

1. Asistirán a las reuniones de Junta según convocadas.

2. Participarán en la elección de los oficiales y estarán disponibles para asumir cargos en la Directiva.

3. Participarán en las vistas administrativas e investigativas.

4. Tramitarán todos los asuntos relacionados con las actividades de educación continua sometidas por proveedores designados.

5. Firmará las licencias provisionales y permanentes que otorgue la Junta a la(o)s enfermera(o)s con derecho a ejercer la enfermería en Puerto Rico.

6. Participarán en todas aquellas gestiones y actividades que competen a la Junta y en las cuales se requiera su presencia.

7. Todo oficial de la Junta que estuviese ausente a tres reuniones ordinarias consecutivas sin presentar excusa razonable, aceptada y consignada en acta, se considerará negligencia en su desempeño y el Presidente notificará con copia de las tres actas al Gobernador de Puerto Rico.

**Regla 14: Director Ejecutivo de la Junta**

Esta posición la ejercerá el Director Ejecutivo de la ORCPS designado por el Secretario de Salud según establecido en la Ley 11, *supra,* así corno todo aquello que la ley dispone que se le puede delegar.

**Regla 15: Asesor legal**

El Director Ejecutivo de la ORCPS se asegurará de proveer los recursos necesarios para el funcionamiento de la Junta entre estos la asignación de asesoría legal, según sea necesario.

**Regla 16: Comités consultivos de la Junta**

**Sección 1: Descripción**

La Junta podrá nombrar cualquier comité si lo considera necesario y por disposición del voto mayoritario de sus miembros. Las funciones de estos comités serán: brindar asesoramiento en tomo a normas y procedimientos generales de la Junta, incluyendo legislación, reválida u otra necesidad que estime la Junta. Cada uno de estos comités tendrá un miembro de la Junta quien fungirá como enlace con ésta y rendirá el informe que prepare el comité de sus trabajos a la Junta. Cada miembro de estos comités deberá firmar un acuerdo de confidencialidad con la Junta.

**Sección 2: Comités consultivos**

La Junta podrá nombrar cualquier comité consultivo que estime necesario. Además, establecerá los requisitos mediante resolución para seleccionar los miembros de acuerdo con el propósito por el cual se constituya el comité.

**Sección 2.1: Comité consultivo para reválida:**

La Junta podrá seleccionar a los miembros de este comité acorde a la necesidad específica del examen. Los miembros deberán representar una combinación de educadores en enfermería con un mínimo de cinco (5) años de experiencia en el campo de la educación en enfermería, administradores de enfermería con un mínimo de cinco (5) años de experiencia en el campo de la administración y profesionales activos en la práctica clínica con un mínimo de cinco ( 5) años de experiencia en la categoría correspondiente al examen de reválida y (2) egresados de los últimos dos (2) años que hayan aprobado el examen de reválida con nota de pase sobresaliente.

a. Se excluyen de este comité los decanos, directores de programas académicos de enfermería y los proveedores de repasos de reválida para evitar conflicto de interés.

b. Los miembros del comité consultivo de reválida no podrán, bajo ningún concepto, actuar como consultores o instructores de repasos de reválidas durante su incumbencia como miembro del comité consultivo y tampoco lo podrán realizar por un periodo de dos (2) años después de concluidos sus servicios a la Junta.

**Sección 3: Criterios para nombrar los miembros**

1. Presentar *Curriculum Vitae* o resume actualizado.

2. Poseer el grado académico en enfermería, en la categoría que corresponda, de una institución educativa autorizada por la JIPPR y reconocida por la Junta acorde con las necesidades del comité.

3. Evidencia de cumplimiento con las Leyes y Reglamentos que regulan la práctica de enfermería ("Good Standing").

4. Evidencia de registro y recertificación de licencia pe1manente vigente que le autoriza a practicar la enfermería en Puerto Rico, en la categoría que corresponda.

5. Tener por lo menos, cinco (5) años de experiencia en la práctica de enfermería.

6. Deberán ser ciudadanos o residentes legales de los Estados Unidos de América y Puerto Rico.

7. Certificado de Antecedentes Penales emitido por la Policía del Gobierno de Puerto Rico, con la validación de este, expedido con no más de treinta (30) días a la fecha de la presentación de la solicitud, así como certificados análogos expedidos por la autoridad gubernamental competente, de aquellos lugares donde haya residido durante los últimos cinco (5) años.

**Sección 5: Términos**

El tiempo de participación en los comités dependerá de la naturaleza o asuntos por el cual se organizan. La Junta podrá, en cualquier momento, destituir a cualquier miembro que no cumpla con el propósito para el que fue creado este comité y sustituirle por otro miembro que cumpla con los criterios establecidos para nombrar los miembros del comité consultivo correspondiente. De la misma forma, podrá llenar una vacante que surja.

## Capítulo IV Categorías en práctica de enfermería y sus Funciones
### Regla 1: Categorías

Las categorías incluyen enfermería práctica, enfermería asociada, enfermería generalista, enfermería especialista y enfermería de practica avanzada (anestesista, "Nurse Practitioner", obstétrica o partera y especialista clínica).

### Regla 2: Funciones generales a todas las categorías

Toda enfermera (o) en Puerto Rico independientemente de su categoría:

1. Reconoce el derecho de todo ciudadano a recibir servicios de enfermería de calidad y en cantidad suficiente.

2. Garantiza, observa y aboga por el respeto a la dignidad del ser humano, diversidad y la expresión

e identidad de género a través de las acciones de enfelmería en los diferentes escenarios clínicos y servicios de salud.

3. Aplica los principios bioéticos respetando la diversidad del ser humano en los diferentes escenarios clínicos o servicios de salud.

4. Mantiene confidencialidad y privacidad en los servicios.

5. Reporta y apoya en respuesta rápida en señales de comportamiento o conducta suicida.

### Regla 3: Funciones generales de práctica avanzada

Los profesionales en la categoría de practica avanzada ("Nurse Practitioner", especialista clínico, enfermero(a) anestesista, enfermero (a) obstétrica o partera(o) tendrán funciones de cuidado clínico expelto acorde a su preparación académica y especialidad. Además, podrán ejercer funciones en consultoría, educación, administración, investigación, legislación, desarrollo de sistemas de información de salud y tecnología entre otros. Podrán funcionar independientemente y ejercer práctica privada en Puerto Rico ofreciendo sus servicios mediante contratos con agencia o personas en cualquier escenario de su área de práctica. Debe obtener consentimiento informado por escrito del paciente para intervenir.

### Regla 3: Descripción y Funciones de la Practica Avanzada
#### Sección 1: Especialista clínico

1. Realiza el historial de salud y examen físico avanzado a pacientes de acuerdo con su área de especialidad, establece diagnóstico diferencial e interpreta los resultados de pruebas diagnósticas para formular diagnósticos clínicos.

2. Establece plan de tratamiento centralizado en el paciente utilizando diferentes herramientas y estrategias de cuidado actualizadas.

3. Provee cuidado directo a pacientes, familia y comunidad basado en las necesidades identificadas utilizando sus destrezas como cuidador experto en su área de especialidad.

4. Recomienda tratamientos basados en evidencia, apropiados de acuerdo con las necesidades del paciente y los protocolos previamente establecidos en acuerdos colaborativos, los cuales han sido previamente aprobados por ambos profesionales (médico y especialista clínico).

5. Ordena medidas terapéuticas no farmacológicas, equipos e inicia protocolo de cuidado para satisfacer necesidades del paciente las cuales han sido previamente establecidos mediante protocolos y acuerdos colaborativos aprobados por ambos profesionales (médico y especialista clínico) en institución de salud.

6. Ordena pruebas diagnósticas incluyendo laboratorios, rayos x, estudios de medicina nuclear, pruebas de función pulmonar, electrocardiogramas y otros estudios de acuerdo con los síntomas presentados por el paciente, y acordadas por ambos profesionales (médico y especialista clínico) mediante protocolos establecidos previamente en acuerdos colaborativos.

7. Realiza referidos a otros miembros del equipo interprofesional de salud, de acuerdo con los resultados de la evaluación clínica y necesidades del paciente.

8. Colabora con el equipo interprofesional para integrar las intervenciones de enfermería en un plan de cuidado comprensivo que mejore los resultados del paciente.

9. Selecciona, desarrolla e implementa métodos apropiados para evaluar los resultados de las intervenciones de enfermería.

10. Ofrece servicios preventivos y de promoción de la salud de acuerdo con su área de especialidad, incluyendo pruebas de cernimiento según establecido, previo acuerdo colaborativo aprobado por ambos profesionales (médico y especialista clínico).

11. Documenta información relacionada al cuidado del paciente en el expediente de salud de forma precisa, completa, legible y en el tiempo requerido por la institución.

12. Realiza otras tareas afines a su especialidad, autorizadas por la Junta de acuerdo con los cambios que surjan en la profesión.

## Sección 2: Funciones Enfermero(a) Obstétrica o Partera/o

1. Realiza el historial de salud y examen físico, aplicando los conocimientos, destrezas y habilidades avanzadas en el cuidado de embarazadas y recién nacidos saludables que incluye los primeros veintiocho (28) días de nacido.

2. Ordena pruebas diagnósticas incluyendo laboratorios, sonografías, estudios de medicina nuclear, electrocardiogramas y otros estudios necesarios con el propósito de formular diagnósticos clínicos a embarazadas en el periodo de cuidado prenatal, en el proceso de ante patio, parto y post-parto, a pacientes embarazadas que reciben servicios ginecológicos y a recién nacidos saludables, las cuales han sido previamente aprobadas por ambos profesionales (médico ginecólogo-obstetra y enfe1mero(a) obstétrica o partera) en protocolos y acuerdos colaborativos.

3. Refiere pacientes bajo su cuidado a otros miembros del equipo interprofesional de salud de acuerdo con las necesidades identificadas.

4. Asiste a la mujer en el cuidado prenatal, proceso de parto y post-parto no complicado.

5. Ordena vitaminas, antibióticos, anticonceptivos, e inmunizaciones a mujeres embarazadas no complicadas según sea necesario y las cuales han sido previamente discutidas con el médico ginecólogo-obstetra del paciente y/o según el acuerdo colaborativo previamente aprobado.

Estos protocolos o acuerdos colaborativos deberán incluir el formulario de medicamentos que podrán prescribir estos profesionales de acuerdo con su especialidad.

6. Ordena vitaminas, antibióticos, e inmunizaciones a pacientes recién nacidos no complicados y las cuales han sido previamente discutidas con el médico del paciente o según el acuerdo colaborativo previamente aprobado.

7. Ofrece servicios preventivos y de promoción de la salud acorde con los requerimientos de medicina preventiva de embarazadas y las necesidades del recién nacido en sus primeros veintiocho (28) días de nacido, discutidas con el médico ginecólogo-obstetra del paciente y/o según el acuerdo colaborativo previamente aprobado.

8. Documenta información relacionada al cuidado del paciente/cliente en el expediente de salud de forma precisa, completa, legible y en el tiempo requerido por la institución.

9. Realiza otras tareas afines a su especialidad, autorizadas por la Junta de acuerdo con los cambios que surjan en la profesión.

**Sección 3: Funciones Enfermera( o) Anestesista**

1. Realiza examen físico avanzado y documenta el historial de salud.

2. Realiza y documenta pruebas de seguridad, ajuste de alarmas y buen funcionamiento de los materiales, máquina y equipos de anestesia.

3. Basado en el historial del paciente selecciona, administra y monitorea diferentes técnicas de anestesia que incluyen: anestesia general, anestesia neuroaxial (espinal y epidural), anestesia regional (bloqueo de nervios periferales) y sedación con analgesia de acuerdo con la necesidad y estado fisiológico del paciente, así como el procedimiento o intervención a realizarse bajo la supervisión de un Anestesiólogo o mediante un acuerdo colaborativo previamente aprobado.

4. Realiza intubación endotraqueal y está a cargo de todos los aspectos de la vía aérea del paciente.

5. Aplica medidas avanzadas de resucitación cardiorrespiratorias

6. Inserción de líneas centrales y catéteres para la presión arterial pulmonar y líneas arteriales para monitoreo invasivo, de acuerdo con las necesidades del paciente.

7. Administra los siguientes medicamentos: inductores, benzodiacepinas, relajantes musculares, opioides, fármacos adjuntos, fluidos y productos sanguíneos bajo la orden médica de un anestesiólogo.

8. Facilita el emerger de la anestesia. (Salida de la anestesia)

9. Refiere sus pacientes a otros miembros del equipo interdisciplinario de salud de acuerdo con las necesidades del paciente.

10. Realiza otras tareas afines a su especialidad, autorizadas por la Junta de acuerdo con los cambios que surjan en la profesión.

**Sección 4: Funciones "Nurse Practitioner"**

La certificación de esta preparación será evaluada y aprobada por la Junta. Estos procedimientos deberán estar incluidos en los protocolos o acuerdos colaborativos con los médicos.

1. Realiza el historial de salud y examen físico avanzado en pacientes de acuerdo con su especialidad antes descrita.

2. Ordena laboratorios, sonografías, estudios de medicina nuclear, procedimientos, electrocardiogramas y otras pruebas diagnósticas con el propósito de formular diagnósticos clínicos, las cuales han sido previamente aprobadas por ambos profesionales (Médico Colaborador y "Nurse Practitioner") en protocolos y acuerdos colaborativos.

3. Refiere los pacientes bajo su cuidado a otros miembros del equipo interprofesional de salud de acuerdo con las necesidades del paciente.

4. Consulta a otros miembros del equipo interprofesional de salud de acuerdo con las necesidades del paciente.

5. Establece el plan de tratamiento de acuerdo con las necesidades de los pacientes, el cual ha sido previamente aprobado por el médico y el "Nurse Practitioner" mediante protocolos y acuerdos colaborativos.

6. Ordena medicamentos para el manejo de las condiciones clínicas diagnosticadas excepto los que corresponden a las categorías I y II como se define en la "Ley de Sustancias Controladas de Puerto Rico" según enmendada, de acuerdo con protocolos y acuerdos de colaboración aprobados entre el médico colaborador y el "Nurse Practitioner".

7. Ofrece servicios preventivos y de promoción de salud, incluyendo pruebas de cernimiento de cáncer cervical (PAP Smear), cáncer de próstata, biopsia de piel y otras pruebas o estudios con fines de cernimiento que emerjan en el futuro.

8. Provee servicios de cuidado de salud amplios que incluyen promoción de la salud, prevención de enfermedades, protección de la salud, aplicación de guías clínicas, consejería, manejo de la enfermedad, cuidado paliativo y en el final de la vida.

9. Realiza procedimientos de cirugía menor luego de haber tomado adiestramiento y capacitación formal mediante protocolos y acuerdos colaborativos.

10. Realiza otras tareas afines a su especialidad, autorizadas por la Junta de acuerdo con los cambios que surjan en la profesión.

**Regla 4: Funciones de la Categoría de Enfermera(o) Especialista.**

**Sección 1: Maestría con el Rol de Educación**

1. Dicta cursos de su especialidad en programas académicos para el desarrollo de futuros profesionales de enfermería o de otras disciplinas a todos los niveles académicos.

2. Sirve de recurso, como conferenciante, panelista o consultor.

3. Diseña y ofrece cursos de educación continua.

4. Dirige programas de desarrollo de capacitación y competencias profesionales.

5. Utiliza los hallazgos de investigación científica en su práctica docente.

6. Diseñan y revisan cursos de programas académicos

7. Revisan cursos de programas académicos.

8. Realiza y publica investigaciones para enriquecer la práctica de enfe1mería.

9. Contribuyen al desarrollo de propuestas académicas a todos los niveles académicos.

**Sección 2: Maestría con el Rol de Administración**

1. Dirige los servicios de enfermería y otras dependencias de servicios de salud.

2. Asegura que se cumpla el patrón de personal ("staffing") según establecido por la Secretaria de Reglamentación de Facilidades de Salud (SARAFS), según dispone la Ley 101-1965, según enmendada y/o cualquier otra facultad que le confiera la Ley.

3. Ejerce liderazgo para fomentar colaboración entre el equipo intra e interprofesional y comunidades de interés con el fin de mejorar los servicios de salud.

4. Escribe propuestas con el objetivo de desarrollar nuevos programas de servicio y mejorar la calidad de los existentes

5. Dicta cursos de su especialidad en programas académicos.

6. Realiza y publica investigaciones para enriquecer la práctica de la enfermería.

7. Sirve de recurso, como conferenciante, panelista o consultor.

8. Diseña y ofrece cursos de educación continua.

9. Dirige programas de desarrollo de capacitación y competencias profesionales.

10. Contribuyen al desarrollo de propuestas académicas

11. Desarrolla y participa en iniciativas de política pública relacionadas a salud.

12. Reporta a la Junta Examinadora a todo profesional de enfermería, de la institución que dirige, que incumpla con los estatutos de la Ley 254, *supra* y reglamento y a aquellos que por su conducta sean despedidos de su empleo.

13. Indica y desarrolla actividades, estrategias y métodos innovadores en el área de prestación de servicios de salud, política pública y legislación para el mejoramiento del cuidado al paciente cliente.

14. Integra estándares que garanticen la calidad y seguridad de los servicios de enfem1ería que se ofrecen en las facilidades de salud.

15. Ejerce funciones de consultoría, supervisión y de alta jerarquía en administración, educación y servicio en enfermería.

16. Asume responsabilidad legal por sus acciones en el ejercicio de las funciones de su especialidad y competencia especifica.

17. Demuestra dominio de las acciones reconocidas en la práctica de enfermería y en las categorías de enfermera/enfermero generalista; asociado/asociada; práctica/o, así como en aquellas funciones de su especialidad y competencia especifica. Maneja situaciones de complejidad en su área de especialidad en la práctica de enfermería.

18. Provee, con destreza y habilidad, cuidado y tratamientos de enfermería fundamentados en conocimientos científicos, agudeza clínica y juicio profesional en cualquier escenario de salud o áreas de práctica según corresponda a su área de especialidad.

19. Aplica conocimiento sustancial de enfermería y utiliza destrezas altamente refinadas en el área de práctica específica en que se desempeña.

20. Dirige, colabora y asesora al equipo de enfermería en la planificación, ejecución y evaluación del cuidado directo de enfermería que se ofrece a los individuos, familia y comunidad.

21. Utiliza hallazgos de estudios de investigación en su área de práctica dirigido a mantener la calidad en el cuidado de enfermería a individuos, familia y comunidad.

22. Dirige el ejercicio de la enfermería con autonomía y acepta la responsabilidad legal por las acciones realizadas y sus resultados.

23. Funciona independientemente en la práctica de enfermería y puede ofrecer sus servicios mediante contratos con agencias o personas en cualquier escenario de salud o área de práctica.

24. Utiliza hallazgos de estudios de investigación para fomentar una práctica basada en evidencia.

25. Actúa como líder en el ejercicio de la práctica de enfermería en su área de trabajo, comunidad y organizaciones profesionales.

**Regla 5: Funciones Categoría Enfermera(a) Generalista**

La Ley 254 *supra,* dispone que la enfermera(o) generalista se abstendrá de supervisar o dirigir a enfermeros(as) con doctorado o maestría en enfermería, a partir de entrar en vigor este Reglamento, los profesionales de enfelmería que ocupen puestos de supervisión tendrán 5 años para obtener el grado de maestría.

1. Provee cuidado directo de enfelmería a individuos, familia y comunidad en diferentes escenarios de salud. Ejecuta medidas terapéuticas incluyendo la administración de medicamentos y tratamientos con destreza, seguridad y de conformidad con las leyes vigentes en el gobierno de Puelio Rico.

2. Realiza estimado de las necesidades del paciente/cliente bajo su cuidado utilizando interacción directa e indirecta con el paciente y familia, para formular un diagnóstico de enfe1mería, ejecutar y documentar el plan de cuidado.

3. Planifica, ejecuta, delega y evalúa las acciones en la práctica de la enfermería.

4. Formula diagnósticos de enfermería, discriminando entre los signos y síntomas físicos y sicosociales, esenciales para el manejo y ejecución del cuidado de enfermería.

5. Utiliza formularios o guías para el estimado de salud del individuo, familia y comunidad.

6. Realiza historial de salud y evaluación física del paciente/cliente para detectar hallazgos significativos que sirvan de base en el desarrollo de un plan de cuidado de enfermería y que a la misma vez le permiten colaboración efectiva con los miembros del equipo de salud.

7. Ejecuta procedimientos y técnicas complejas en enfermería en el cuidado del paciente/cliente en situaciones especiales y de alto riesgo.

8. Delega aspectos del plan de cuidado de enfermería en otros miembros del equipo de enfermería que corresponda.

9. Evalúa, revisa y actualiza el plan de cuidado de enfermería según el estado de salud del paciente/cliente.

1 O. Recopila, revisa y analiza datos relacionados con la condición del paciente/cliente a la luz del historial de salud, observación, resultados de pruebas diagnósticas y el plan de tratamiento médico.

11. Mantiene expedientes clínicos con anotaciones de enfermería exactas y significativas.

12. Garantiza que los expedientes clínicos de los pacientes/clientes de su equipo de enfermería reflejen correctamente la condición del paciente/cliente, progreso, educación y tratamiento, en armonía con el plan de cuidado individualizado.

13. Planifica y evalúa el cuidado de enfermería a pacientes/clientes.

14. Diseña e incorpora el plan de educación a pacientes, familias y grupos en la comunidad con la participación del equipo de salud.

15. Provee información de recursos y agencias disponibles en la comunidad para la promoción y mantenimiento de la salud y prevención de enfermedades y orienta a los pacientes/clientes sobre la utilización de estos.

16. Utiliza al máximo el potencial físico, emocional, espiritual y social del ser humano para promover y mantener su salud, prevenir la enfermedad y ayudar en su rehabilitación independientemente de la etapa de crecimiento y desarrollo en que se encuentre, incluyendo el proceso de muerte.

17. Facilita un ambiente físico y emocional óptimo que propicie el mayor bienestar al paciente y a su grupo de trabajo.

18. Reporta y brinda apoyo en respuesta rápida en señales de comportamiento o conducta suicida

19. Trabaja en coordinación con la/el enfermera/o de practica avanzada o especialista en cuidado directo de enfermería que se ofrece a los clientes.

20. Participa y colabora con otras disciplinas para alcanzar el nivel óptimo de salud y bienestar del individuo, familia y comunidad.

21. Coordina y participa en actividades interdisciplinarias y organizaciones relacionadas con la continuidad en los servicios de salud al paciente/cliente, familia y comunidad.

22. Coordina, y participa con enfermera/o de práctica avanzada o especialista y dirige al equipo de enfermería en la identificación de necesidades de cambios y estrategias para promover y mantener la calidad en la prestación de los servicios de salud de los individuos, familia y comunidad.

23. Participa y colabora en la evaluación y desarrollo de destrezas de sus compañeros de trabajo y otros miembros del equipo de enfelmería de su área.

24. Realiza el ejercicio de la enfermería con autonomía y acepta la responsabilidad legal por las acciones realizadas y sus resultados.

25. Funciona independientemente en la práctica de enfermería y puede ofrecer sus servicios mediante contratos con agencias o personas en cualquier escenario o área de práctica. Realiza actividades y servicios que promueven y sostienen la calidad en el cuidado de enfermería.

26. Realiza estimado de las necesidades del paciente/cliente, familia, comunidad y grupos bajo su cuidado a través del historial, examen físico, mental, social, espiritual y del entorno para formular diagnósticos de enfermería, planificar, ejecutar, evaluar los resultados del cuidado para luego documentar la intervención y revisar el plan de cuidado.

27. Promueve el bienestar y mantiene la salud, previene la enfelmedad, interviene en los tratamientos, en la rehabilitación y en la recuperación de la salud, independientemente de la etapa de crecimiento y desarrollo que se

encuentre el paciente utilizando destrezas de pensamiento crítico y juicio clínico.

28. Asume individualmente la responsabilidad en la continuidad de su desarrollo profesional y personal.

29. Administra vacunas sin orden médica siempre y cuando haya aprobado la Certificación de Vacunación del Departamento de Salud.

30. Delega cuidados de enfermería de acuerdo con las necesidades y categorización del paciente/cliente en el personal competente, cualificado por la ley de enfermería, sin ceder su responsabilidad en los resultados de los cuidados.

31. Analiza los resultados de pruebas diagnósticas para revisar y actualizar el plan de cuidado de enfermería.

32. Utiliza guías clínicas de enfermería y protocolos aprobados en la institución al realizar sus intervenciones para garantizar la seguridad y el bienestar del individuo, familia y comunidad.

33. Diseña y ejecuta un plan de educación a individuos, familia, comunidad y grupos de acuerdo con las necesidades identificadas y las incorpora al plan de cuidado.

34. Ejecuta las órdenes de proveedores de salud (médicos y profesionales de práctica avanzada) luego de utilizar su juicio crítico para garantizar la seguridad de los pacientes/clientes.

35. Documenta las intervenciones llevadas a cabo utilizando el juicio clínico basado en evidencia para lograr un cuidado de enfermería altamente profesional.

36. Debe evidenciar la calidad de la documentación amparada en la confidencialidad, la ética y los aspectos legales, en los diferentes formularios que incluye, pero no se limita a los informes de accidentes o incidentes de pacientes, actividades en el mejoramiento de la calidad, eventos no esperados, según aplique el evento a documentar de conformidad con los estatutos vigentes.

37. Participa en investigación conducente a mejorar el cuidado del paciente/cliente contribuyendo con información pertinente al respecto y colaborando en las actividades que se le requiera según su preparación académica.

38. Participa como recurso o mentor/a para sus colegas, estudiantes de enfermería y miembros del equipo interdisciplinario.

39. Toda función o procedimiento en esta categoría tendrá será realizado dentro del marco permitido por la Ley 254-2015, supra.

**Regla 6: Funciones Categoría Enfermera( o) Asociada (o)**

Persona que posee un grado de asociado en enfermería de una institución de educación superior reconocida por la JIPPR. La Ley 254 *supra* dispone que se abstendrá de ejercer funciones de supervisión y de alta jerarquía en administración, educación y servicios de enfermería.

1. Colabora y participa en la planificación y ejecución del cuidado directo de enfermería a pacientes hospitalizados y ambulatorios.

2. Utiliza sus habilidades y destrezas básicas de enfermería fundamentado en un conocimiento de las ciencias naturales y de la conducta humana.

3. Identifica problemas de salud utilizando como marco de referencia el componente de bienestar físico, mental, social y espiritual del paciente/cliente.

4. Participa en la recopilación, revisión y análisis de datos relacionados con la condición del paciente/cliente a la luz del historial de salud, observación, resultados de pruebas diagnósticas y plan de tratamiento médico.

5. Ejecuta aquellos aspectos del plan de cuidado de enfermería que le son delegados de acuerdo con sus conocimientos y destrezas, incluyendo la administración de medicamentos y tratamientos con seguridad y precisión y de conformidad con las leyes vigentes en el Gobierno de Puerto Rico.

6. Identifica y documenta en el expediente clínico cambios significativos en el estado de salud del cliente que interfieren con su habilidad para llenar las necesidades humanas.

7. Participa en el desarrollo y ejecución del plan de enseñanza a pacientes/clientes, familias y grupos de la comunidad.

8. Colabora en la provisión de un ambiente físico y emocional óptimo en su área de trabajo.

9. Identifica recursos apropiados en otras agencias dentro del sistema de prestación de cuidados de salud e informa al equipo de enfermería.

10. Acepta la responsabilidad legal por sus acciones de enfermería, relacionadas con el cuidado ofrecido al paciente/cliente.

11. Participa y colabora en estudios de investigación relacionados con el cuidado de enfermería ofrecido a los pacientes/clientes.

12. Participa en actividades relacionadas con la salud de la familia y la comunidad.

13. Asume la responsabilidad de mantenerse actualizada/o en los conocimientos y destrezas relacionadas con su área de trabajo.

14. Presta servicios por contrato con agencias o personas, siempre y cuando ejerza bajo la dirección y supervisión de la/el enfermera/o especialista o generalista.

15. Colabora y participa en la planificación y ejecución del cuidado directo de enfermería a pacientes hospitalizados y ambulatorios.

16. Participa en la recopilación, revisión y análisis de datos relacionados con la condición del paciente/cliente a la luz del historial de salud, observación, resultados de pruebas diagnósticas y plan de tratamiento médico. El plan de tratamiento médico se interpreta como toda aquella orden o recomendación que es parte del tratamiento que hace el equipo interprofesional en el cuidado de salud de paciente/cliente.

17. Ejecuta aquellos aspectos del plan de cuidado de enfermería que le son delegados de acuerdo con sus conocimientos y destrezas, incluyendo la administración de medicamento y tratamientos con seguridad y precisión y de conformidad con las leyes vigentes en el Gobierno de Puerto Rico.

18. Mediante la supervisión de la enfermera generalista, especialista o de práctica avanzada, ejecuta medidas terapéuticas y tratamientos con destrezas, seguridad en los diferentes escenarios clínicos o servicio de salud a tenor con las regulaciones vigentes.

19. Provee cuidado directo en colaboración y bajo supervisión de un profesional de enfermería con bachillerato o mayor preparación académica a individuos, familia, comunidad y grupos en diferentes escenarios de salud, usando destrezas de juicio clínico.

20. Identifica hallazgos que incidan en la salud del paciente/cliente utilizando como marco de referencia los elementos de bienestar físico, mental, social y espiritual del paciente/cliente a través de sus conocimientos académicos y experiencia clínica.

21. Identifica y documenta en el expediente clínico el cuidado ofrecido y los cambios significativos en el estado de salud del paciente/cliente y las ejecutorias relacionadas con estos cambios.

22. Realiza observaciones significativas de la condición del paciente/cliente e informa a la/el enfermero/o encargada/o o al proveedor primario (médico y "Nurse Practitioner"), cambios o reacciones que impliquen progreso o deterioro en el problema de salud que presenta.

23. Participa en el desarrollo y ejecución del plan de enseñanza a pacientes/clientes, familias y grupos de la comunidad.

24. Utiliza los hallazgos de investigación científica en el cuidado ofrecido a los pacientes/clientes, familias y grupos de la comunidad.

25. Realiza y participa en actividades de prevención de enfermedad, promoción y mantenimiento de la salud en pacientes/clientes, familias y grupos de la comunidad.

26. Realiza otras funciones afines a su categoría dentro del marco permitido por la Ley 254-2015, supra.

**Regla 7: Funciones Categoría Enfermera( o) Práctica( o)**

La Enfermera(o) Práctica(o) Se abstendrá de ejercer funciones de supervisión y de alta jerarquía en administración, educación y servicios de enfermería. Asume la responsabilidad de mantenerse actualizado(a) en los conocimientos y destrezas relacionadas con su área de trabajo.

1. Realiza en beneficio de enfermos, lesionados o impedidos, actos selectivos que requieren habilidad y juicio propios de su preparación en enfermería.

2. Presta sus servicios bajo la dirección de las siguientes categorías de enfermería; Practica avanzada, especialista o generalista; médicos o dentistas autorizados para ejercer en Puerto Rico.

3. Realiza observaciones significativas de la condición del paciente/cliente e informa a la/el enfermera/o encargada o al médico, cambios o reacciones que impliquen progreso o deterioro en problema de salud presentado.

4. Contribuye en la identificación de alteraciones al bienestar físico, mental social y espiritual del paciente/cliente.

5. Contribuye con sus observaciones en el desarrollo de planes de cuidado a pacientes/clientes hospitalizados.

6. Documenta su intervención en el expediente clínico del paciente/cliente, por delegación de la/el enfermera/o que le supervise.

7. Lleva a cabo procedimientos y técnicas de enfermería, relacionadas con la higiene, comodidad, alimentación, oxigenación, eliminación, "bowel training", colocación sonda urinaria, ambulación, descanso y otras necesidades del paciente/cliente.

8. Participa, según sea necesario, en la evaluación del cuidado ofrecido al paciente/cliente.

9. Participa en rondas de enfermería, conferencias de equipo de trabajo e intercambio de reportes en los cambios de turno del equipo de enfermería.

10. Participa en la provisión de un ambiente físico y emocional óptimo en su área de trabajo.

11. Vigila por la seguridad de los pacientes/clientes, utilizando las medidas establecidas en las normas de la agencia o institución.

12. Participa en el proceso de admisión y orientación del paciente/cliente en su unidad de cuidado.

13. Reporta necesidades de aprendizaje del paciente/cliente respecto a la satisfacción de sus necesidades humanas.

14. Reporta y brinda apoyo de primera repuesta en señales de comportamiento o conducta suicida.

15. Participa en estudios de investigación relacionados con el cuidado de enfermería ofrecido a los pacientes/clientes.

16. Realiza otras tareas inherentes a su práctica, de acuerdo con instrucciones específicas del personal profesional de enfermería.

17. Asume responsabilidad legal por sus acciones de enfermería relacionados con el cuidado ofrecido al paciente/cliente.

18. Realiza y participa en actividades y servicios que promueven y mantienen la calidad en el cuidado de enfermería.

19. Participa en el proceso de admisión, alta y orientación del paciente/cliente en su unidad de cuidado bajo la supervisión de la enfermera generalista o de mayor jerarquía.

20. Realiza observaciones significativas de la condición del paciente/cliente e informa a la/el enfermera( o) a cargo o al proveedor primario (médico y "nurse practitioner"), cambios o reacciones que impliquen progreso o deterioro en el problema de salud que presenta.

21. Contribuye en la identificación de alteraciones para bienestar físico, mental, social y espiritual del paciente/cliente.

22. Contribuye con sus observaciones en el desarrollo de planes de cuidado de pacientes/clientes.

23. Realiza y participa en actividades de venopunción una vez haya presentado evidencia de educación formal en una institución académica reconocida por la Junta.

24. Toma y valora los signos vitales, peso, estatura y estadio del dolor del paciente/cliente e informa hallazgos significativos a la enfermera asociada y generalista o de mayor jerarquía.

25. Participa en la preparación del paciente/cliente para pruebas diagnósticas, parto u otros procedimientos, bajo la supervisión de la enfelmera generalista o de mayor jerarquía y acorde a sus funciones.

26. Cambia de posición al paciente según ordenado por el proveedor primario para prevenir úlceras, contracturas, complicaciones respiratorias, post-quirúrgicas, entre otros.

27. Participa en rondas de enfermería, conferencias de equipo de trabajo e intercambio de reportes en los cambios de turno del equipo de enfermería.

28. Realiza procedimientos tales como: medida de ingresos y egresos del paciente/cliente ("Intake & Output")

29. Las enfermeras( os) prácticas( os) no están autorizados a administrar medicamentos intramusculares, intravenosos e intraóseos.

30. Realiza pruebas de niveles de glucosa.

40. Cualquier otra función o procedimiento tendrá será realizado dentro del marco permitido por la Ley 254-2015, supra.

**Capítulo V Solicitud de Licencia y Examen de Reválida**

**Regla 1: Requisitos Generales**

Todo aspirante o solicitante para ser admitido a tomar el examen de reválida que ofrece la Junta, debe cumplir con lo siguiente:

1. Presentar ante la Junta la solicitud de examen de reválida debidamente juramentada ante notario público y en el impreso que a sus efectos la Junta provea. Aquellas solicitudes que sean sometidas desde fuera de la jurisdicción del Gobierno de Puerto Rico deberán ser acompañadas por la autenticación del "County Clerk". No se aceptarán solicitudes de examen de reválida incompletas.

2. Entregar copia y presentar el original del certificado de nacimiento para propósitos de certificar que es copia fiel y exacta del original por el funcionario administrativo de la Junta.

3. Certificación de haber completado la Escuela Superior emitida por el Departamento de Educación de Escuela o Diploma de Escuela Superior original y copia para ser certificada como fiel y exacta por el funcionario administrativo de la Junta (solamente aplica para la categoría de Enfermera(o) Práctica(o)).

4. Haber completado el grado de enfermería en un programa licenciado por la JIPPR y reconocida por la Junta.

5. Transcripción oficial de créditos, expedida y enviada por la Oficina del Registrador, de la universidad particular directamente a la Junta mediante correo postal.

6. Certificado de Antecedentes Penales emitido por la Policía del Gobierno de Puerto Rico, con la validación de este, expedido con no más de treinta (30) días a la fecha de la presentación de la solicitud, así como certificados análogos expedidos por la autoridad gubernamental competente, de aquellos lugares donde el candidato haya residido durante los últimos cinco (5) años. Disponiéndose, que cuando la Junta lo crea conveniente, podrá

exigir a cualquier candidato que presente certificados para términos anteriores a los últimos cinco (5) años. En los casos de delitos graves, y en aquellos de delitos menos graves relacionados a la depravación moral, abuso de sustancias controladas, la ética y aquellos que atenten contra la salud, vida, seguridad y a la profesión de enfermería, así como otros delitos que impliquen actos contrarios a la conducta ética de enfermería, la decisión final será realizada por la Junta.

7. Declaración jurada acreditativa de que no ha sido convicto o ha incurrido en delitos graves o menos graves. De haber señalamientos, estos candidatos deberán ser referidos a la división legal para evaluar los méritos del caso antes de autorizar al candidato a tomar el examen. En los casos de delitos graves, y en aquellos de delitos menos graves relacionados a la depravación moral, abuso de sustancias, la ética y aquellos que atenten contra la salud, vida, seguridad y a la profesión de enfermería, así corno otros delitos que impliquen actos contrarios a la conducta ética de enfermería, la decisión final será realizada por la Junta.

8. Presentar identificación con foto, emitida por autoridad gubernamental en Puerto Rico (Ej. pasaporte o licencia de conducir vigente).

9. Si el aspirante ha trabajado en territorio de los Estados Unidos deberá presentar evidencia de informe del "National Practitioner Data Bank"

10. Certificación Negativa de ASUME

11. Pago en giro postal, bancario o cheque certificado a nombre del Secretario de Hacienda de Puerto Rico, por derecho a examen y solicitud de licencia según establecido por la Junta a través de resolución. Disponiéndose que los derechos por concepto de solicitud de examen no serán reembolsados al solicitante.

**Regla 2: Licencia Provisional**

1. Toda persona admitida por primera vez a examen de categoría de enfermería práctica, asociada y generalista bajo los parámetros de esta Ley, tendrá derecho a que la Junta le expida una licencia provisional para ejercer la profesión de la enfermería en Puerto Rico, según las disposiciones de esta Ley.

2. Esta licencia provisional será expedida únicamente por un año, donde el candidato(a) tendrá la obligación de someterse a examen hasta cuatro (4) intentos durante ese año. De ofrecerse el examen y el candidato no someterse a dicho examen, se contará como un (1) intento de los cuatro (4) a que tiene derecho con licencia provisional.

3. Todo enfermero(a) con licencia provisional, estará bajo la supervisión directa de un enfermero(a) generalista con licencia permanente y no está

autorizado a ocupar ni ejercer funciones de puestos de supervisión, administración y educación en enfermería.

4. Todo aspirante, que solicite examen por primera vez, tendrá el derecho a licencia provisional por esa única vez, independientemente que luego solicite o tenga intenciones de solicitar para examen de reválida en una categoría distinta a la que solicitó por primera vez.

5. Para toda solicitud de reexamen el solicitante pagará según lo dispuesto en la reglamentación establecida a esos efectos por la Junta.

6. La Junta no expedirá licencia provisional a solicitantes pasados tres (3) años luego de haber obtenido el grado académico. Se entenderá como fecha de grado académico obtenido, la fecha de certificada por la institución académica en transcripción de crédito o certificación oficial.

7. La Junta notificará los resultados del examen de reválida y le otorgará licencia permanente para practicar la enfermería en Puerto Rico en la categoría que le corresponde, quedando sin efecto la licencia provisional y se registrará en el expediente único del enfermero/a.

8. Si el aspirante no aprueba el examen en el cuarto intento, podrá solicitar la administración del examen de la misma categoría de enfermería hasta aprobarlo y obtener la licencia permanente.

No obstante, su licencia provisional quedará cancelada por lo que no podrá ejercer como enfermera/o hasta que obtenga licencia permanente.

9. Si el candidato fracasa su examen de reválida en el quinto intento, como parte de la solicitud del sexto intento, tendrá que presentar evidencia de haber cursado y aprobado un repaso de reválida de enfermería otorgado por una organización profesional previamente certificada y aprobada para ello por la Junta.

10. La licencia se otorgará una vez el candidato haya aprobado el examen de reválida correspondiente, además de cumplir con los requisitos establecidos por la Ley 254, *supra* y en este Reglamento aprobado por la Junta, así como con aquellas leyes aplicables en nuestra jurisdicción.

11. Para toda solicitud de examen o reexamen el solicitante pagará la cantidad que determine la Junta mediante resolución. Este proceso podrá ser reevaluado acorde al aumento en el costo de vida. Los recaudos por este concepto ingresarán en el Fondo de Salud en una cuenta especial para el uso exclusivo de la Junta Examinadora de Enfermería de Puerto Rico.

**Regla 3: Licencias**

Todas las categorías de enfermería descritas en la Ley 254, *supra* requieren tomar un examen de reválida para obtener su licencia, excepto para la categoría de enfermera(o) especialista que cuenta con su licencia de generalista.

**Sección 1: Cambio de Licencia de Asociado a Generalista**

Luego de poseer una licencia como enfelmero/a de grado asociado, si el profesional desea obtener una licencia de generalista, deberá someter evidencia de haber completado un bachillerato en enfermería por una institución acreditada por el JIPPR y la Junta. Asimismo, deberá realizar los trámites de solicitud correspondiente y pagar los servicios del trámite de licencia, según dispuesto en la categoría requerido con giro o cheque certificado a nombre Secretario de Hacienda. De esta manera obtendrá la licencia generalista y se dejará sin efecto la licencia de Grado Asociado en su expediente de enfermería en Puerto Rico.

**Sección 2: Licencia de Mayor Rango**

El profesional de enfelmería que ostente una licencia de categoría especialista o práctica avanzada no tiene la obligación de mantener activa otras licencias.

**Sección 3: Requisitos para Solicitar Licencia en la Categoría de Práctica Avanzada**

Toda persona que presente ante la Junta una solicitud para ejercer como enfermera( o) de práctica avanzada, someterá evidencia escrita de haber completado estudios en la especialidad que solicita, de acuerdo con las disposiciones establecidas de la Ley 254, *supra,* aprobará un examen de reválida ofrecido por la Junta, o en su lugar, presentará evidencia de aprobación del examen de certificación nacional, u otras organizaciones que ofrezcan certificaciones nacionales reconocidas por la JIPPR de acuerdo a las especialidades reconocidas por la Junta en este Reglamento. La Junta hará constar en la licencia que expida, la especialidad del solicitante.

**Los requisitos específicos son los siguientes:**

Evidencia oficial de haber completado el grado en un programa acreditado por una agencia profesional nacional previamente reconocida por la Junta y licenciado por la JIPPR o por una agencia reconocida por la Junta y los requisitos generales presentados en el Capítulo V.

1. Evidencia de haber aprobado los cursos medulares de Fisiopatología, Examen Físico y Farmacología avanzados como parte del programa académico de práctica avanzada obtenido para completar el grado de su preparación.

**2.** Evidencia de haber completado las horas de práctica clínica en el programa académico correspondiente según descrito en requisitos de horas en este Reglamento

a. "Nurse Practitioner" -Mínimo 500 horas de práctica clínica

b. Especialista Clínico-Mínimo 500 horas de práctica clínica

c. Anestesistas- Mínimo 2000 horas, mínimo 650 casos

d. Obstétricas o Parteras- Mínimo 800 horas

**Regla 4: Licencia Temporera (permiso temporero) con fines educativos**

Este permiso se podrá conceder a profesionales de enfermería, quienes podrán ser contratados por un periodo no mayor de dos (2) meses. Este pelmiso será con fines educativos para ofrecer seminarios y cursos, siempre que no conlleve cuidado directo al paciente. El contratista someterá el formulario de solicitud de permiso temporero debidamente completado, para la evaluación y autorización de la Junta.

La Junta se reserva el derecho de requerirle documentación adicional al contratista. El permiso temporero se emitirá para el propósito para el cual fue solicitado.

**Capítulo VI Exámenes de Reválida**

**Regla 1: Propósito del Examen de Reválida**

La Junta ofrecerá exámenes de reválida para la práctica de la profesión de enfermería de acuerdo con las normas establecidas para estos fines en este Reglamento.

El propósito principal del examen de reválida será evaluar la capacidad del aspirante para validar que tiene las competencias necesarias para ejercer la profesión de la enfermería.

**Regla 2: Idioma y Frecuencia de los Exámenes**

Los exámenes de reválida para practicar la enfermería en Puerto Rico, se administrarán utilizando la tecnología computadorizada, en español o inglés, a petición del candidato, un mínimo de cuatro veces al año.

**Regla 3 Formato o técnica de las preguntas**

Las preguntas son de selección múltiple basadas en teoría y casos clínicos. Los exámenes se ofrecerán en el formato computadorizado o cualquier otro formato legalmente establecido por la Junta y a tenor con las competencias de medición científica.

**Regla 4: Contenido del Examen**

**Sección 1: Categorías de Práctica, Asociado y Generalistas**

El examen de reválida general de enfermería para las siguientes categorías: práctica, asociado y generalistas incluirá cuatro aspectos de cuidado de la salud que se evaluarán de acuerdo con su nivel académico y competencias básicas durante el examen de reválida:

a. Ambiente de cuidado seguro y efectivo

b. Promoción y mantenimiento de la salud

c. Integridad sicosocial

d. Integridad fisiológica.

**Sección 2: Categorías de Práctica Avanzada**

El examen de reválida de práctica avanzada (anestesistas, especialistas clínicos, Nurse Practitioner, parteras) se dividirá en dos áreas: medulares y de especialidad. El área medular medirá competencias en: patofisiología, farmacología y examen físico avanzados. Además, de ética/bioética, cuidado de poblaciones diversas, liderazgo, "advocacy" y comunicación interprofesional.

**Categoría de anestesia:**

a. Ciencias básicas en anestesia

b. Farmacología en anestesia

c. Equipo, instrumentación y tecnología de anestesia

d. Principios generales de anestesia

e. Anestesia en procedimientos quirúrgicos y poblaciones especiales

**Categoría de "nurse practioner"**

El área de especialidad para la categoría de "nurse practioner" incluirá:

a. Farmacología para "Nurse Practitioners"

b. Estimado, diagnóstico avanzado y razonamiento clínico

c. Planificación e intervención de cuidado directo

d. Evaluación

**Categoría de obstétrica o partera**

El área de especialidad para la categoría de partera incluirá:

a. Farmacología para parteras

b. Estimado, Diagnóstico avanzado y razonamiento clínico

c. Anteparto

d. Intraparto
e. Postparto
f. Recién nacido
g. Cuidado primario ginecológico de la mujer

**Categoría de especialistas clínicos**

El área de especialidad para la categoría de especialistas clínicos incluirá:

a. Estimado y diagnóstico
b. Planificación de cuidado directo
c. Implementación y evaluación de cuidado directo
d. Contenido específico a la especialidad (oncología, gerontología, según aplique)

**Regla 5: Puntuación Mínima Aprobación**

La puntuación mínima requerida para aprobación del examen de reválida para las categorías de enfermería práctica, asociado y generalista será de 70%, para las categorías de practica avanzada será de 78%.

**Regla 6: Notificación de Resultados**

Los resultados de los exámenes de reválida serán notificados mediante correo postal a la dirección ofrecida por los candidatos en la solicitud. Las instituciones educativas tendrán derecho a recibir los resultados de sus programas en un término de sesenta (60) días de haberse recibido los resultados del examen. La Junta podrá publicar los resultados de examen por entidad educativa sin identificar a los candidatos.

**Regla 7: Solicitud de Revisión de Examen**

Solo podrán solicitar revisión aquellos solicitantes que al no aprobar algunos de los exámenes haya obtenido una puntuación final en su reválida de hasta 5 puntos ajustados cercanos a la puntuación mínima requerida para aprobar un examen de reválida.

Todo aspirante que obtenga una calificación de no aprobado e interese solicitar revisión, deberá presentar una solicitud dentro de los veinte (20) días siguientes a la notificación de la puntuación del examen. Este plazo de veinte (20) días es jurisdiccional. En la computación del plazo para presentar la revisión los sábados, domingos o días de fiesta legal intermedios se incluirán en el cómputo. Medio día feriado, se considerará como feriado en su totalidad. Cualquier defecto en el recurso o recursos de reconsideración presentados ante la Junta, deberán ser subsanados dentro del término jurisdiccional de presentación.

**Sección 1: Requisitos de Forma**

El aspirante deberá presentar el formulario de solicitud de reconsideración provisto por la Junta y pagar la cantidad estipulada por Orden Administrativa del Secretario de Salud.

**Sección 2: Presentación del Recurso**

La solicitud de revisión deberá ser presentada en la oficina de la Junta dentro del término dispuesto de veinte (20) días. El horario para la entrega será el horario que establezca la ORCPS.

**Regla 8: Procedimiento de Revisión de Examen**

Luego de presentada la solicitud de revisión, la Junta, citará a los candidatos para revisión de examen.

La puntuación obtenida no está sujeta a cambios. Sin embargo, el candidato tendrá derecho a revisar su hoja de resultados del examen y ver en qué áreas fracasó.

**Regla 9: Comunicación con Miembros de la Junta.**

Ningún aspirante, candidato o solicitante se podrá comunicar directamente o a través de terceras personas con los miembros de la Junta, miembros de los distintos comités de la Junta, ni con el personal de la Junta, con respecto a cualquier asunto confidencial relacionado con la identificación del aspirante, la preparación, el contenido, la administración, la corrección y la evaluación de los exámenes de reválida y sus contestaciones. Se exceptúan de esta prohibición aquellas gestiones en la Junta Examinadora necesarias para hacer valer los derechos de los aspirantes y para poder solicitar revisión.

**Regla 10: Convocatoria de Examen**

a. La JUNTA convocará a examen cuatro ( 4) veces al año de acuerdo con la categoría que corresponda.

b. La JUNTA divulgará la fecha de exámenes para cada categoría a través de la prensa por medio de Convocatoria según establece la Ley número 107 de 10 de abril de 2003, conocida como la

Ley para la Administración de Exámenes de Reválida en el Estado Libre Asociado de Puerto Rico.

c. La convocatoria a examen de reválida será publicada en dos (2) periódicos de mayor circulación en Puerto Rico, con un mínimo de sesenta (60) días de anticipación a la fecha de examen.

a. No se dará curso a la solicitud de examen que se reciba después de la fecha límite.

**Regla 11: Diseño del Examen y Calificación del Examen**

La JUNTA podrá nombrar, de así entenderlo necesario, un comité asesor compuesto por expertos educadores en enfermería representativo de las categorías, con peritaje en construcción y medición para el desarrollo del banco de preguntas. El banco de preguntas será revisado y actualizado por lo menos una vez al año tomando en consideración las recomendaciones de los expertos y resultados de pruebas de validez y confiablidad de pruebas anteriores.

**Regla 12: Guía de Estudio para el Aspirante a Reválida**

La JUNTA preparará y publicará un manual o guía de contenido con la información relativa al examen de reválida con el propósito de orientar al aspirante, que estará disponible en la Oficina de ORCPS por el costo establecido por la JUNTA por medio de resolución.

**Regla 13: Conducta durante el Examen**

1. Conducta de los examinados: El candidato seguirá las instrucciones según se especifiquen en todo momento. Todo examinado estará en el deber de conducirse de una manera correcta durante el examen. Se entenderá por conducta inapropiada el no seguir las instrucciones, utilizar palabras soeces, conducta desordenada, actos de amenaza o agresión contra los representantes de la JUNTA o personal autorizado; sin límite de otro tipo de conducta que pueda constituir falta de respeto.

2. Copiarse durante el examen: Queda prohibido terminantemente durante el examen toda comunicación entre los candidatos, así como copiar el examen de otro compañero, tener libros, papeles, equipo electrónico o material; o recibir ayuda en cualquier acción conducente a cambiar fraudulentamente el resultado del examen. Esto no limitará otro tipo de conducta o comportamiento que pueda constituir copiarse durante el examen u obtener las respuestas al examen indebidamente.

3. Suspensión del examinado: El examinado cuya conducta no sea la exigida en el área del examen, será suspendido en el acto. La JUNTA podrá anular el examen y negar al candidato la oportunidad de volver a tomarlo, mediante el procedimiento legal correspondiente.

4. Fraude o uso no autorizado de materia y/o material del examen: Queda prohibido terminantemente poseer, usar, transpoliar, facilitar, proveer o vender material relacionado con los exámenes de reválida, tales como borrador, copia parcial o total de las preguntas o clave del examen.

5. Queda prohibido terminantemente reproducir o reconstruir antes o durante la administración del examen, cualquier parte del examen que se ha administrado o que se esté administrando.

6. Queda prohibido terminantemente tener consigo durante la administración del examen de reválida cualquier equipo electrónico o de comunicación o cualquier otro artículo prohibido por la JUNTA.

7. Ningún aspirante se podrá comunicar directamente o a través de terceras personas con los miembros de la JUNTA, ni con el personal de la Junta con respecto a cualquier asunto confidencial relacionado con la preparación, contenido, administración, corrección y evaluación del examen de reválida.

8. Sanciones: La JUNTA podrá sancionar o negar el derecho a revalidar en Puerto Rico a cualquier aspirante que incurran en violación a cualquiera de las disposiciones de este Regla.

**Regla 14: Acomodo Razonable**

El candidato al examen presentará certificación médica oficial que establezca la condición y el acomodo que se requiere. Un miembro de JUNTA podrá autorizar un acomodo razonable de acuerdo a la Ley "American with Dissabilities Act" (ADA).

**Capítulo VII Registro y recertificación de licencias**

**Regla 1: Registro y Recertificación**

Cada enfermero (a) deberá cumplir con la solicitud de Registro de los Profesionales de la Salud del Departamento de Salud de Puerto Rico, según lo dispuesto en la Ley Núm. 11 de 23 de junio de 1976, según enmendada, y la ley 254, *supra*.

Toda persona que posea licencia para practicar la profesión de la enfermería en Puerto Rico recelificará su licencia cada tres (3) años de acuerdo con las leyes vigentes de Puelio Rico y el Reglamento de Educación Continua.

Los créditos de educación continúan requeridos para recertificar licencias de mayor rango podrán ser utilizados para la renovación de las licencias de otras categorías de menor rango siempre que estén dentro del trienio.

El enfermero (a) pagará por su solicitud con un cheque certificado o giro postal o bancario a nombre del Secretario de Hacienda o mediante el procedimiento de pago permitido. La cantidad del pago será establecida por la Junta mediante resolución.

**Regla 2: Requisitos para Recertificación de las Licencias y Certificación en Áreas de Cuidado**

Toda(o) enfermera(o) que posea licencia permanente para practicar la enfermería en Puerto Rico y todo profesional que posee certificación en un área de cuidado, recertificará su licencia y/o certificación cada tres (3) años según lo dispone la Ley Núm. 11 de 23 de junio de 1976 según enmendada;

conocida como Ley de Reforma Integral de los Servicios de Salud de Puerto Rico. Someterá una solicitud de recertificación y registro de licencia profesional o certificación en área de cuidado ante la oficina de Reglamentación y Certificación de los Profesionales de la Salud, adscrita al Departamento de Salud de Puerto Rico incluyendo la evidencia de haber completado las horas contacto de educación continua, correspondientes a la categoría de enfermería para la cual fue licenciada. Serán aceptados créditos de educación continua de Proveedores de Educación Continúa autorizado por el Secretario de Saludo la persona en quien éste designe, instituciones académicas, organizaciones o asociaciones profesionales y agencias gubernamentales estatales o federales reconocidas por la JUNTA.

**Sección 1: Horas de educación continua**

El proceso de recertificación requiere se cumpla con las siguientes horas de educación continua, por cada categoría:

a. **Enfermero(a) de práctica avanzada:** cincuenta **(5O)** horas de educación continua de las cuales veinte (20) de esas cincuenta (50) horas, serán en su área de especialidad.

b. **Enfermera(o) especialista:** treinta **(30)** horas de educación continua, de las cuales seis (6) de esas treinta (30) horas, serán en su área de especialidad.

c. **Enfermera(o) Generalista:** treinta **(30)** horas de educación continua.

d. **Enfermera(o) Certificada/o** *en un área de cuidado:* diez **(10)** horas de educación continua en área de cuidado.

e. **Enfermera(o) Asociada (o):** treinta **(30)** horas de educación continua.

f. **Enfermera(o) Práctica (o):** veintiún **(21)** horas de educación continua.

**Sección 2: Otros Requisitos para Recertificación**

1. Presentar la solicitud de Recertificación debidamente completada. La JUNTA no aceptará solicitudes incompletas.

2. Certificado de Antecedentes Penales emitido por la Policía del Gobierno de Puerto Rico, con la validación de este, expedido con no más de treinta (30) días a la fecha de la presentación de la solicitud, así como certificados análogos expedidos por la autoridad gubernamental competente, de aquellos lugares donde el candidato haya residido durante los últimos cinco (5) años.

Disponiéndose, que cuando la JUNTA lo crea conveniente, podrá exigir a cualquier candidato que presente certificados para términos anteriores a los últimos cinco (5) años. En los casos de delitos graves, y en aquellos de delitos menos graves relacionados a la depravación moral, abuso de sustancias controladas, la ética y aquellos que atenten contra la salud, vida, seguridad y a la profesión de enfermería, así como otros delitos que impliquen actos contrarios a la conducta ética de enfermería, la decisión final será realizada por la JUNTA.

3. Los pagos se podrán realizar en giro postal o bancario o cheque certificado a nombre del Secretario de Hacienda de Puelio Rico, y/o según establecido por la JUNTA. Los derechos por concepto de solicitud de recertificación no serán reembolsados al solicitante.

4. Certificación Negativa de ASUME

5. Evidencia de póliza de impericia profesional - El profesional en categoría de practica avanzada es responsable de mantener su póliza de impericia acorde a su lugar de empleo, durante la vigencia de su licencia. El profesional que trabaja en agencias del gobierno federal presentará evidencia certificada que labora para la agencia y que tiene cobertura; si trabaja en agencias del gobierno estatal o privadas con seguro de impericia autorizado por el Comisionado Seguros de Puerto Rico presentará evidencia requerida, si trabaja en práctica privada deberá presentar evidencia de un seguro de impericia profesional. En caso de que no esté ejerciendo la profesión, deberá presentar una Declaración Jurada, bajo apercibimiento de peljurio, a esos efectos. El no cumplir con este requerimiento será causa suficiente para que su licencia sea invalidada según establecido en la Ley 254, *supra*.

**Regla 3: Solicitudes de Personas con Licencias de otros Estados o del Extranjero**

Toda persona autorizada a ejercer la profesión de enfermería en cualquiera o cualquiera de los estados o territorios de los Estados Unidos de América, o el Distrito de Columbia o un país extranjero, que interese practicar la enfermería en Puerto Rico tendrá que cumplir con los siguientes requisitos:

1. Radicar una solicitud para reciprocidad con la información requerida en todas sus partes y juramentada ante un notario público. Como parte de la solicitud se requerirá autorización que incluye, pero no se limita a verificación la autenticidad de la información sometida y cualquier otra necesaria por la JUNTA.

2. Cumplir con los requisitos generales establecidos en el Capítulo V.

3. Para las categorías de enfermería práctica, asociada y generalista, deberá tomar el examen de reválida que ofrece la JUNTA o haber aprobado el NCLEX.

4. Para solicitar la licencia de la categoría de especialista debe cumplir con los requisitos de enfermero (a) generalista.

5. Profesionales de práctica avanzada deben tener celiificación nacional o internacional aceptadas por la Junta, según se describe a continuación:

a. Especialista Clínico - celiificación nacional del "American Nurses Credentialing Center" (ANCC) o cualquier otra que emerja en el futuro y sea reconocida por la JUNTA.

b. Enfermera/o Obstétrica-Partera/o - certificación nacional del "Acreditation Commission for Midwifery Education" (ACME) o cualquier otra especialidad que emerja en el futuro y sea reconocida por la JUNTA.

c. Enfermera/o Anestesista - certificación nacional del "National Board of Certification and Recertification for Nurse Anesthetists" (NBCRNA) o cualquier otra que emerja en el futuro y sea reconocida por la JUNTA.

d. "Nurse Practitioner" - certificación nacional del "American Nurses Credencialing Center" (ANCC) o cualquier otra que emerja en el futuro y sea reconocida por la JUNTA.

e. Evidencia de perfil personal y profesional del solicitante ("background check")

**Regla 4: Requisitos Otras Categorías**

**Sección 1: Requisitos:**

1. Para solicitar la licencia enfermera(o) especialista, generalista, asociado y práctico- Toda persona autorizada a ejercer la profesión de enfermería de un país extranjero, que interese practicar la enfermería en Puerto Rico, deberá tomar el examen de reválida que ofrece la Junta de acuerdo con la categoría que solicita.

2. Radicar una solicitud de endoso con la información requerida en todas sus partes y juramentada ante un notario público. Como parte de la solicitud se requerirá autorización que incluye, pero no se limita a verificación la autenticidad de la información sometida.

3. Para solicitar la licencia de la categoría de especialista se requiere cumplir con los requisitos de enfermero(a) generalista.

4. Homologación de grado debidamente certificado por una agencia oficial reconocida por la JUNTA

5. Cumplir con los requisitos generales establecidos en el Capítulo V

6. Certificación de la licencia de enfermería del país de procedencia.

7. Evidencia de aprobación de los siguientes cursos: farmacología, médico quirúrgico e historia de Puerto Rico en una universidad o institución aprobada o reconocida por el **JIPPR** y la Junta.

8. Examen de TOEFL en su defecto, dos cursos universitarios de inglés presencial con créditos académicos y uno en español

9. Visa vigente de residencia y de trabajo.

10. Cualquier otro documento que la Junta requiera.

**Sección 2: Licencia de Enfermera (o) de Práctica Avanzada: Extranjero**

1. Radicar una solicitud de examen con la infolmación requerida en todas sus partes y juramentada ante un notario público.

2. Cumplir con los requisitos generales establecidos en el Capítulo V

3. Homologación de grado certificada por una agencia reconocida por la JUNTA

4. Evidencia de haber aprobado los cursos avanzados de fisiopatología, examen físico y farmacología como parte del currículo académico de su preparación de práctica avanzada.

5. Evidencia de haber completado las horas de práctica clínica acorde a su rol de práctica avanzada en el programa académico correspondiente.

6. Original y copia de visa vigente de residencia y de trabajo.

7. Haber aprobado el TOEFL (Test of English as a Foreign Language)

8. Credenciales vigentes tales como real ID, pasaporte entre otras requeridas por la Junta.

9. Dominio del idioma español e inglés hablado y escrito

1 O. Cualquier otro documento que la JUNTA requiera.

**Regla 5: Inactivación de Licencia**

La inactivación de la licencia requiere que se complete el formulario de solicitud de la ORCPS y el proceso que esté vigente.

**Capítulo VIII Certificación Programas Académicos de Enfermería**

**Regla 1: Requisitos Mínimos**

Aquellos programas de enfermería de toda institución educativa que se dediquen a otorgar, ofrecer o de cualquier modo emitir certificaciones, títulos o grados académicos relacionados a la enfermería, deberán presentar ante la JUNTA evidencia de la licencia otorgada por JIPR en virtud de la Ley 212 de 12 de agosto de 2018, conocida corno la Ley de Registro y Licenciamiento de Instituciones Postsecundarias de Puerto Rico (JIPPR).

**Regla 2: Información sobre Programa Académico**

Toda institución que tenga un programa académico de enfermería deberá someter anualmente por correo electrónico o postal un info1me donde especifique:

1. Nombre oficial de la institución
2. Grados académicos que ofrece
3. Dirección física, postal, y enlace a la página cibernética oficial.
4. Licencia de autorización de la Junta de Instituciones Postsecundarias de Pue1io Rico
5. Nombre, preparación académica, posición o cargo, dirección y postal, teléfono y dirección electrónica de los principales funcionarios docentes y administrativos de la institución.
6. Catálogo de la institución y calendario anual.
7. Número de estudiantes a completar el grado el año en curso

**Regla 3: Mínimo de Horas de Clínicas**

Todo programa de bachillerato en enfermería debería tener un mínimo de 600 horas de práctica clínica, asociado un mínimo de 550 horas, práctico un mínimo 460.

**Regla 4: Requisitos Práctica Avanzada**

Todo programa académico de práctica avanzada deberá incluir los siguientes cursos medulares fisiopatología, exan1en físico y farmacología acorde a la Ley 254, *supra*. En donde cada uno de estos cursos tendrá una equivalencia mínima de tres (3) créditos académicos. El Programa Académico deberá cumplir con el requisito de horas de práctica clínica, casos y áreas requeridas en cada una de las especialidades:

a. Nurse Practitioner" y Especialista Clínico- Mínimo 500 horas de práctica clínica

b. Anestesistas- Mínimo 2000 horas, mínimo 650 casos

c. Obstétricas o Parteras- Mínimo 800 horas.

**Regla 5: Programas Nuevos**

Toda institución que establezca un programa en la profesión de enfermería en una especialidad nueva o emergente deberá presentar ante la JUNTA evidencia de la licencia otorgada por JIPR en virtud de la Ley 212 de 12 de agosto de 2018, conocida como la Ley de Registro y Licenciamiento de Instituciones Postsecundarias de Puerto Rico (JIPPR), así como la documentación pertinente previo a emitir el grado.

## Capítulo IX Certificación en áreas de cuidado de enfermería
**Regla 1: Definición**

La certificación en Áreas de Cuidado es el proceso mediante el cual la JUNTA reconoce que un(a) enfermero (o) cumple con los requisitos de estudios y práctica para trabajar en un área de cuidado de la enfermería, según establecido en la ley 254, *supra* y en este Reglamento.

Toda(o) enfermera(o) que posea evidencia de estudios y práctica para trabajar en un área de cuidado, cursados en una institución de educación superior autorizada por la JUNTA y el JIPPR le será otorgada una certificación de cuidado por la Junta de acuerdo con los criterios y requisitos establecidos en este Reglamento. Las áreas para las certificaciones de cuidado comprenden, pero no se limitan a: nefrología, oncología, cuidado crítico, cuidado de piel y úlceras, geriatría, traumatología, diabetes, salud escolar, salud en el hogar, enfermería oftálmica, telemedicina, control de infecciones y otras que emerjan de acuerdo con tendencias de la profesión. Los/las profesionales de enfermería que poseen licencia en las categorías de práctica avanzada, especialista y generalista, serán elegibles para obtener una certificación en áreas de cuidado.

Estas certificaciones deberán ser renovadas por el profesional cada tres (3) años en conjunto con la licencia profesional. Se requerirán diez (10) horas de educación continua en el área de cuidado para renovar su certificación.

**Regla 2: Requisitos Programas de Estudios Conducentes a Certificaciones**

**Sección 2.1: Institución Educativa**

El programa de estudios dirigido a certificación en áreas de cuidado se desarrollará en una institución de educación superior autorizada por el JIPPR y reconocida por la JUNTA. Será reconocido luego de cumplir con los criterios y requisitos descritos en este Reglamento. Esta institución someterá una propuesta inicial, por cada curso a ser implementado, donde se presentan los pormenores de la celiificación en área de cuidado para ser evaluada por la JUNTA de acuerdo con los criterios y requisitos establecidos en este Reglamento.

La JUNTA evaluará la propuesta dentro de un término de seis (6) meses de haber recibido el documento e informará por escrito a la institución el resultado de la evaluación. La institución no podrá comenzar a ofrecer la certificación hasta no recibir aprobación escrita de la propuesta particular sometida.

## Sección 2.2: Recursos Humanos

Todo programa de estudios para certificación en áreas de cuidado de enfelmería estará dirigido por personal docente o administrativo de enfermería y los cursos deben ser ofrecidos por educadores expertos en las áreas de cuidado con una preparación mínima de maestría. Podrán ofrecer estos cursos, profesionales de bachillerato que estén certificados en el área de especialidad ofrecida por una agencia reconocida por la Junta.

## Sección 2.3: Programa de Estudios

El currículo de certificación de área de cuidado es diseñado con el propósito de preparar a profesionales de enfermería de las categorías de práctica avanzada, especialista y generalista, para trabajar en un área de especialidad en enfermería. Debe basarse en competencias del área específica de la especialidad autorizada en la práctica de enfermería. Un componente didáctico y un componente clínico serán parte integral del proceso de aprendizaje. Las estrategias de enseñanza en forma de conferencia, discusión, enseñanza en línea, simulación de casos clínicos, demostraciones y práctica clínica serán componentes esenciales de las experiencias educativas.

## Sección 2.4: Descripción de Funciones

La institución someterá a la JUNTA, como parte del diseño curricular incluido en la propuesta, una descripción de las funciones para las cuales se capacita a la enfermera o enfermero bajo el programa de estudios a ser certificado. Dichas funciones se elaborarán considerando siempre el alcance de la práctica de la enfermera (o) generalista, especialista y de práctica avanzada, según descritas en la Ley 254, *supra* y en este Reglamento. La JUNTA evaluará las funciones sometidas reservándose su derecho de enmendar las mismas a la luz de lo dispuesto en la Ley 254 *supra* y en este Reglamento.

## Sección 2.5: Duración del Programa y Recertificación de Estudios

Las celificaciones de cuidado consistirán en un **mínimo** de 360 horas con un desglose de 180 horas didácticas y 180 horas de experiencias clínicas. Las experiencias clínicas pueden incluir un 25% de simulación. Las experiencias didácticas pueden impartirse en las siguientes modalidades; presencial, híbrido o a distancia. Las propuestas académicas para las certificaciones serán sometidas a la JUNTA para su evaluación y reconocimiento previo a su inicio. Las mismas deben estar diseñadas utilizando la Guía y Rúbrica desarrollada por la JUNTA para dicho propósito. La JUNTA determinará la cantidad que la institución debe pagar por la evaluación de las propuestas, y la cantidad que el profesional de enfermería pagará por el derecho de certificación y recertificación. Esta información estará disponible en las solicitudes a ser sometidas a la JUNTA y la Oficina de Registro.

**Capítulo X Medidas Disciplinarias**

En este capítulo la Junta dispone la sanción por cada violación de acuerdo con los términos establecidos en Ley 254 *supra*.

**Regla 1: Violaciones a la Disposiciones de la Ley 254**

La JUNTA podrá suspender sumariamente, o suspender por un término definido o indefinido la licencia profesional que ostente algún enfe1mero(a), por lo que se faculta a la JUNTA celebrar vistas administrativas con el propósito de dilucidar cargos por violaciones a las disposiciones de la Ley 254, *supra* por iniciativa propia o mediante querella de la parte interesada contra cualquier persona que:

1. Ejerza la enfermería sin cumplir con los requisitos para la práctica de la enfermería en Puerto Rico.

2. Cometa fraude o engaño en los documentos presentados a la JUNTA para tratar de conseguir una licencia certificada.

3. Observe conducta contraria al orden público relacionado con la práctica de la enfermería, comprobada por evidencia de acuerdo con las leyes vigentes de Puerto Rico o cuya conducta esté encontrada o sea contraria a los postulados de la profesión de enfermería según descritos en la Regla 2 de este capítulo.

4. Sea convicto de un delito grave en Puerto Rico o de un delito cometido fuera de Puerto Rico que de cometerse en Puerto Rico sería considerado un delito grave relacionado con la práctica de enfermería. Si el delito grave no es relacionado con la práctica de la enfermería, la JUNTA evaluará la posible imposición de una sanción, según los hechos hayan sido probados en el tribunal correspondiente, si éstos demuestran que el delito grave cometido incluye o se relaciona con daños a la salud, la vida o la propiedad.

5. Cometa fraude o engaño en la práctica de enfermería o haciéndose pasar como enfermero(a) sin una licencia válida certificada por la JUNTA.

6. Incurra en impericia en la práctica de la enfermería por negligencia o por otras causas.

7. Esté habituado al uso de sustancias controladas y/o estupefacientes.

8. Haya violado repetidamente cualquiera de las disposiciones de la Ley 254, *supra*.

9. Haber sido imputado(a) ante un Tribunal de Justicia Estatal o Federal de la comisión de unos hechos que atenten contra la salud, la vida o la propiedad.

10. Haber sido destituido justificadamente de sus labores profesionales de enfermería por negligencia probada contra cualquier paciente.

11. Al profesional de la categoría de práctica avanzada que ejerza sin una póliza contra impericia profesional.

**Regla 2: Incapacidad para Ejercer la Profesión**

Cualquier enfermera/o incapacitado( a), ya sea mentalmente o por el abuso de drogas ilícitas o alcohol que representen un peligro para la seguridad de los recipientes de cuidados de enfermería, podrá ser suspendido/a de la práctica de su profesión mientras exista dicha condición. Disponiéndose, que, al comprobarse su tratamiento y rehabilitación, mediante opinión pericial escrita de un especialista, se le restituirán todos los derechos para practicar la enfermería.

Todo patrono tiene la responsabilidad de informar a la Junta sobre cualquier enfermera o enfermero que esté incapacitado mentalmente para desempeñarse en el ejercicio de la enfermería.

**Capítulo XI Penalidades**

**Regla 1: Delitos y Sanciones**

Incurrirá en delito menos grave y será convicto y sancionado con multa no menor de quinientos (500) dólares ni mayor de cinco mil (5,000) dólares o pena de reclusión por un período no menor de treinta (30) días o mayor de seis (6) meses o ambas penas a discreción del Tribunal, cualquier persona que:

1. Ejerza la profesión de enfermería en cualquier parte de Puelio Rico sin poseer una licencia vigente y válida en derecho de acuerdo con los términos de las disposiciones de la Ley 254, *supra* o sus Reglamentos y se considerará una violación separada por cada día de violación. Esto no tendrá que ver de manera alguna con el proceso administrativo que pueda llevarse a cabo ante la JUNTA.

2. A sabiendas emplee, ayude o induzca al ejercicio de la profesión de enfermería a una persona que no posea licencia para ejercer como tal, según se provee en las disposiciones de la Ley 254, *supra*.

3. Venda, trafique u ofrezca vender o traficar, o extienda o confiera u ofrezca extender o conferir, cualquier título de enfermería, diploma o documento confiriendo o queriendo conferir título o licencia de enfermería o cualquier certificado o transcripción de acuerdo con las leyes que regulan el registro y licenciamiento de enfermeras o enfermeros.

4. Utilice como evidencia de estudios un diploma, certificado o transcripción de créditos o cualquier otro documento de otra persona o

cualquier documentación fabricada o falsificada de manera alguna o falsifique o altere en cualquier forma para inducir a la Junta a expedirle la licencia de enfermera/o.

5. Ejerza la profesión de enfelmería en sustitución de otra persona autorizada a ejercer la misma bajo un nombre falso o supuesto o uso de licencia no pelieneciente.

6. Se haga pasar por enfermera (o) sin tener licencia.

7. Declare, consigne, haga constar o jure en una solicitud de examen o de licencia o en el proceso de renovación o certificación o recertificación de licencia hechos que dicha persona sabe que son falsos.

8. Todo profesional en la categoría de práctica avanzada que ejerza la profesión de enfermería sin tener vigente una póliza de impericia profesional, según requerido por la Ley 254, *supra* y con las cubiertas fijas por la Junta.

En caso de reincidencia la multa no será menor de mil (1,000) dólares ni mayor de diez mil (10,000) dólares, o cárcel por un término no menor de tres (3) meses ni mayor de seis (6) meses o ambas penas a discreción del Tribunal.

Antes de ofrecerse un examen de reválida, toda persona que circule, venda, compre, pase, regale, preste o negocie el contenido de las preguntas o respuestas del examen o cualquiera de los materiales utilizados en la preparación del examen, ya sea mediante original, copia fotostática o por cualquier otro medio, será culpable de delito menos grave. Si fuere convicta, será sancionada con una multa no menor de mil (1,000) dólares ni mayor de diez (10,000) mil dólares, o pena de reclusión por un período no menor de sesenta (60) días ni mayor de tres (3) meses o ambas penas, a discreción del Tribunal. En el caso de que la persona convicta sea un profesional de enfermería licenciado por esta Junta, dicha licencia podrá ser revocada de manera inmediata y permanente. En el caso de reincidencia, la sanción o pena será el doble de la sanción o pena para la violación original.

**Regla 2: Recargos por no Recertificar la Licencia y Penalidad por Práctica Ilegal sin Recertificación de Licencia.**

1. Toda persona autorizada a practicar la profesión de la enfermería en Puerto Rico que no haya recertificado su licencia deberá pagar, además de los derechos correspondientes, la cantidad establecida por Orden Administrativa del Secretario de Salud, por concepto de recargo por recertificación tardía, este pago se realizará mediante giro bancario, postal o cheque certificado a nombre del Secretario de Hacienda de Puerto Rico o mediante el sistema de pago permitido.

2. Al entrar en vigor el Reglamento que operacionaliza la Ley 254, *supra*, cualquier persona que continúe practicando la profesión de la enfermería sin haber cumplido con los requisitos de registro como indican sus disposiciones para tales fines, se considerará que está ejerciendo ilegalmente la profesión de la enfermería y estará sujeta a las disposiciones de acción disciplinaria según descritas en la Ley 254, *supra* y este Reglamento que incluye, previo al cumplimiento del procedimiento legal administrativo, multas por cada acto de hasta diez mil (10,000) dólares, suspensión de licencia profesional de enfermería por tiempo definido por la JUNTA, ya sea mediante resolución o Reglamento a esos efectos y podrá ser referido al Departamento de Justicia para el procedimiento penal de rigor por práctica ilegal de la profesión de enfe1mería.

**Capítulo XII Procedimiento ante la Junta**

**Regla 1: Proceso de Quejas y Querellas ante la Junta**

1. Se iniciará un proceso legal contra cualquier persona que bajo la jurisdicción de la JUNTA cometa un acto u omisión que represente violación a la Ley 254, *supra* o reglamentación aprobada al amparo de esta. La JUNTA atenderá toda queja o querella que cualquier persona natural o jurídica o entidad legalmente constituida radique ante su consideración, así como ante cualquier situación de hechos a que advenga en conocimiento y que sea relacionado con su jurisdicción y facultades.

2. Presentada la queja o querella, la JUNTA determinará si procede o no tomar acción sobre los cargos formulados, de proceder los mismos y la persona objeto de la queja o querella no aceptarlos, se procederá con una querella formal para que sea dilucidada ante un Oficial Examinador Independiente. Será de aplicación a este proceso, lo establecido en el Reglamento Núm. 5467, Reglamento del Secretario de Salud para Regular los Procedimientos Ad judicativos en el Departamento de Salud y sus Dependencias, o el reglamento a esos efectos que esté vigente al momento de iniciarse el procedimiento adjudicativo.

**Regla 2: Vistas Administrativas e Investigaciones**

1. La JUNTA podrá tomar juramentos y expedir citaciones relacionadas con cualquier investigación, formulación de cargos o proceso que se esté llevando a cabo. Será deber de la JUNTA, a petición de la persona querellada expedir citaciones a testigos para que comparezcan a vista, donde presentaran evidencia oral y escrita. Una vez expedida dicha citación, será responsabilidad de quien la solicitó el proceder con la misma para su debido trámite.

2. La JUNTA, en todas las vistas o procedimientos que celebre, deberá regirse por las disposiciones de la Ley Núm. 38 de 30 de junio de 2017

según enmendada, conocida como la "Ley de Procedimiento Administrativo Uniforme"; así como el Reglamento 5467 antes citado o el reglamento que esté vigente al momento de solicitarse la vista.

**Regla 3: Inhibición de los Miembros en Procedimientos ante la Junta**

Ningún miembro de la JUNTA participará en forma alguna en las investigaciones, formulación de cargos o vistas de los cargos formulados si estuviese relacionado por lazos de consanguinidad dentro del cuarto grado de consanguinidad o segundo de afinidad con los testigos de los hechos, con el querellante, con los perjudicados, o con el querellado o imputado.

**Regla 4: Reconsideración de una Decisión de la Junta**

La (el) enfermera( o) sancionado tendrá derecho a pedir a la JUNTA la reconsideración de su decisión de sancionar, suspender o revocar provisional o permanente la licencia expedida. La petición de reconsideración deberá hacerse dentro del término de veinte (20) días desde la fecha de archivo en autos de la notificación de la Resolución sobre negación o revocación de los beneficios.

1. La JUNTA tendrá quince (15) días para evaluar la petición de reconsideración a partir de su recibo.

2. Si la JUNTA determinara que la petición de reconsideración puede tener algún mérito, o necesite comunicarse con la (el) enfermera(o) como parte del proceso de evaluación de la petición, lo notificará por escrito dentro de los quince (15) días que siguen al recibo de la petición. La JUNTA, si acoge la reconsideración, tendrá noventa (90) días desde el recibo de la petición para emitir esta Resolución y archivarla en autos. Si no lo hiciera, se entenderá que la petición ha sido rechazada y el término para solicitar la revisión judicial se contará a partir de la expiración del término de quince (15) días desde que se presentó la reconsideración. Si la Junta, luego de acoger la reconsideración, dejare de tomar alguna acción al respecto dentro de los noventa (90) días de radicada la reconsideración, pierde jurisdicción para resolver la misma y el termino para solicitar revisión judicial empezará a contar a partir de la expiración de los noventa (90) días que siguen a la radicación de la petición de reconsideración cuya evaluación fue notificada al remitente. Este término de noventa (90) días para resolver la Junta, esta, mediante orden, puede prorrogar el término para resolver, por un término adicional de, hasta, treinta (30) días. Si la fecha del archivo en autos es distinta a la del depósito en el correo de dicha notificación, el término se calculará a partir de la fecha del depósito en el correo.

3. La Resolución que adjudica los méritos de la petición de reconsideración deberá informar al solicitante o beneficiario su derecho a solicitar del Tribunal de Apelaciones la revisión de la decisión de la JUNTA en el

télmino de treinta (30) días, contados a partir del archivo en autos de la decisión.

**Regla 5: Récord de la Junta**

La revocación o cancelación de cualquier licencia que haya sido expedida al amparo de la Ley 254 *supra,* será registrada en la División de Registro de la Oficina de Reglamentación y Certificación de los Profesionales de la Salud y en el "National Professional Data Bank".

**Capítulo XIII Acciones ante la Junta por Patrono y Entidades Gubernamentales**

Será obligación de la JUNTA atender con prontitud cualquier querella, referido o notificación de parte de la Oficina del Procurador del Paciente, Departamento de Justicia, Tribunales, entidades de salud o cuidador particular.

**Capítulo XIV Protección de Derechos Adquiridos**

**Regla 1: Licencia**

1. Toda enfermera( o) que, a la fecha de vigencia de la Ley 254, *supra,* posea una licencia para ejercer expedida por la JUNTA, será reconocida como persona autorizada legalmente para ejercer la enfermería en sus respectivas categorías.

2. La JUNTA expedirá, licencia de práctica avanzada para ejercer como enfermera(o) anestesista, obstétrica o partera( o) y "Nurse Practitioner" a aquellas enfermeras y enfermeros que al momento de entrar en vigor la Ley 254, *supra,* poseían una licencia o certificación nacional que les acreditaba para ejercer como enfermera (o) anestesista, obstétrico o partera( o) o "Nurse Practitioner".

3. Al entrar en vigor la Ley 254, *supra,* todo enfelmero/a que posea licencia de especialista clínico, obstetricia o partería, anestesia y "Nurse Practitioner" y que además posea cursos académicos en farmacología, fisiopatología y examen físico avanzados, aprobados en una institución de educación superior reconocida, podrá solicitar una sustitución de su licencia por la de práctica avanzada, de acuerdo con el área de su especialidad.

**Capítulo XV Patrón de Personal**

La JUNTA reconoce que bajo la Ley 101 *supra,* le corresponde a SARAFS realizar el estudio sobre patrón de personal o "Staffing" tomando en consideración las necesidades de salud y fiscales existentes en Puerto Rico de forma que se pueda garantizar servicios de enfelmería de calidad y en cantidad suficientes de acuerdo con la categorización de cuidado que corresponda. Este estudio debe incluir el insumo de otros sectores de la salud, como la industria hospitalaria y entidades relacionadas, la Junta adoptará las disposiciones de la Ley 101, *supra*.

**Capítulo XVI Disposiciones Especiales**

Disposiciones especiales; excepciones.

1. Esta Ley no prohíbe la prestación de asistencia de servicios de enfelmería en casos de:

a. Desastres masivos o eventos catastróficos.

b. Práctica de estudiantes de enfermería de escuelas o programas autorizados por organismos acreditadores de Puelio Rico.

c. Práctica de la enfermería por personas que posean autorización para ejercer en los Estados Unidos de América y que sean empleadas de una agencia, negociado o división del Gobierno Federal, mientras estén en el desempeño oficial de sus deberes, no será requisito poseer previamente una póliza de impericia profesional.

**Capítulo XVII Cláusula Derogatoria**

Se deroga el Reglamento de la Junta Examinadora de Enfermeras y Enfermeros de Puerto Rico para la Implantación de la Ley Núm. 9 del 11 de octubre de 1987, Ley para Reglamentar la Práctica de la Enfermería en Puerto Rico, Núm. 7533.

**Capítulo XVIII Interpretación de la Ley**

**Regla 1: Protección de Derechos Adquiridos por la Ley 9 del 11 de octubre de 1987**

La JUNTA expedirá licencia de práctica avanzada para ejercer como enfermera(o) anestesista, obstétrica o partera(o) y "Nurse Practitioner" a aquellas enfelmeras (os) que le demuestren, que al momento de entrar en vigor la Ley 254 *supra,* poseían una certificación nacional o licencia que les acreditaba para ejercer como enfermera (o) anestesista, obstétrica (o) o partera(o) o "Nurse Practitioner". Nada de lo dispuesto en la Ley Núm. 254 de 31 de diciembre de 2015 podrá interpretarse como que menoscaba, limita o afecta los derechos que, como empleados o mediante contrato independiente, ostentan las enfermeras(os), especialistas, generalistas, asociados y prácticos licenciadas(os) que, a la fecha en que entren a regir sus disposiciones, estén autorizados para ejercer como tales en el Gobierno de Puerto Rico.

**Capítulo XIX Cláusula de Separabilidad**

Si alguna regla, párrafo o sección de este Reglamento, o cualquiera de sus partes, fuera declarado ilegal, nulo o inconstitucional por un tribunal o un organismo con jurisdicción y competencia, el remanente de este reglamento o de sus partes, regla, párrafos o secciones continuarán en toda su fuerza y vigor como si la regla o párrafo o sección de este reglamento, o cualquiera de sus partes, que fue declarada ilegal, nula o inconstitucional nunca hubiese existido.

**Capítulo XX Vigencia**

Este Reglamento entrará en vigor treinta (30) días después de su presentación y posterior aprobación por el Secretario de Estado.

En San Juan, Puerto Rico, hoy 8 de agosto de 2019.

[Firma Omitida]
Rafael Rodríguez Mercado, MD, FAAN, FACS
Secretario de Salud

[Firma Omitida]
**Sra. Irma Rivera Flores**
Miembro Junta Examinadora de Enfermería de Puerto Rico

[Firma Omitida]
Norma Pou Román
Miembro Junta Examinadora de Enfermería de Puerto Rico

[Firma Omitida]
Sr. William González Ríos
Miembro Junta Examinadora de Enfermería de Puerto Rico

[Firma Omitida]
Sra. Lynnette García Sierra
Miembro Junta Examinadora de Enfermería de Puerto Rico

# 7. Reg. 9651 Reglamento de Educación Continúa para la Recertificación Profesional de la enfermería en el Estado Libre Asociado de Puerto Rico.

Reglamento Núm. 9651 del 23 de enero de 2025, Vigencia 30 días después de su Registro.
**Deroga el Reglamento Núm. 7390 de 20 de julio de 2007.**

**Declaración de Principios**
La educación continua es parte de una metodología innovadora para el desarrollo profesional dentro de los parámetros de la sociedad moderna en que los conocimientos fluyen con mayor rapidez. Este proceso se entiende coma un reconocimiento que hacen las personas profesionales de enfermería que sirven a un público, de la necesidad de reafirmar y renovar destrezas esenciales en el desempeño de sus funciones directas. De igual forma, es un método de mantener un cuerpo de conocimientos representativo de los adelantos científicos y tecnológicos en el área de su competencia.

Resulta importante distinguir que la responsabilidad inicial en la forración de las personas profesionales de enfermería cornetines, responsables y éticos recae sobre los centros educativos licenciados que ofrecen grados universitarios, técnicos y certificaciones vocacionales, las cuales otorgan las credenciales primarias para el desempeño de la profesión. Además, cabe señalar que la responsabilidad final recae en el propio individuo que debe reconocer lo que implica una "buena práctica" y preocuparse por utilizar los mecanismos disponibles de la educación continua para mantener su relevancia y competencia profesional en la sociedad.

La Ley Núm. 11 de 23 de junio de 1976, según enmendada, conocida *coma* la Ley de Reforma Integral de los Servicios de Salud de Puerto Rico, establece cambios en el sistema de prestación de servicios de salud basado en tres postulados principales: igualdad de acceso, calidad y costo efectividad.

La globalización ha provocado cambios sustanciales en la sociedad y en la prestación de servicios de salud. Durante las últimas décadas en Puerto Rico han ocurrido cambios demográficos, políticos, económicos, tecnológicos, culturales, de salud, de seguridad, teóricos, investigativos y legales que han provocado importantes modificaciones y avances en la prestación de servicios de salud, nuevas modalidades de tratamiento más sofisticados y precisos, cambios en los procesos para la formulación de diagnósticos clínicos y avances en la ingeniería genética.

Estos cambios ameritan reconsiderar la expansión del alcance de la práctica de la enfermería en Puerto Rico para así poder proveer al publico cuidados de salud óptimos con enfoques en cuidados primarios, promoción, mantenimiento y restauración de la salud en distintos escenarios de cuidados y en la comunidad. De aquí la importancia de un Reglamento nuevo de Educación Continua.

La enfermería es una disciplina dinámica que continuamente evoluciona para incluir conocimientos y tecnologías actuales al implantar actividades de cuidados a las personas. La definición del alcance de la práctica en sus distintas categorías servirá de base para establecer los límites en la práctica, la educación y mejor utilización, de las personas profesionales de enfermería. Además, se han registrado cambios en los niveles de preparación académica y en la diversidad cultural.

En los últimos años la morbilidad de Puerto Rico refleja un aumento en la incidencia y la prevalencia del cáncer, condiciones cardiovasculares, obesidad, condiciones infecciosas y otras condiciones causadas por factores hereditarios y por los estilos de vida de nuestra población. Por otro lado, los problemas de salud mental se han incrementado significativamente. Como consecuencia han surgido nuevas especialidades de enfermería, que incluyen roles, competencias y niveles de preparación que obligan a la transformación de los currículos académicos; de tal forma que estas personas profesionales de enfermería puedan desempeñar sus funciones en una variedad de escenarios de prestación de servicios. Entre estas especialidades se encuentran aquellas que pertenecen a la categoría de práctica avanzada. Estudios sobre la práctica de enfermería revelan que a mayor preparación académica mejor será la calidad de los servicios para las personas.

Se considera todo lo que adviene en este campo de acuerdo con la realidad hist6rica de esta época y con apertura para cubrir las tendencias futuras en la prestación de dichos servicios para promover la salud. Mediante la aprobación de este Reglamento de Educación Continua se busca la excelencia en el servicio de los recursos de enfermería, en armonía con las necesidades de salud de nuestro pueblo y con los nuevos enfoques de accesibilidad, costo efectividad y de cuidado competente.

# CAPITULO I

**Articulo I - Base Legal**

Este Reglamento se promulga de conformidad con la Ley Núm. 11 de 23 de junio de 1976, según enmendada, Ley de Reforma Integral de los Servicios de Salud de Puerto Rico; la Ley Núm. 254 de 31 diciembre de 2015, Ley para Regular la Practica de la Enfermería en Puerto Rico y la Ley Núm. 38 de 30 de junio de 2017, según enmendada, Ley de Procedimiento Administrativo Uniforme del Gobierno de Puerto Rico (LPAU).

La práctica de la enfermería está reglamentada por la Ley Núm. 254 de 31 de diciembre de 2015 y el Reglamento para Regular la Profesión de la Enfermería en Puerto Rico, Reglamento Núm. 9104 de 9 de agosto de 2019. De acuerdo a la Ley Núm. 254-2015, *supra*, y el Reglamento Núm. 9104, *supra*, es requisito poseer una licencia expedida por la Junta Examinadora de Enfermería de Puerto Rico para ejercer como profesional de la enfermería en Puerto Rico.

El Artículo IX de la Ley de Reforma Integral de los Servicios de Salud de Puerto Rico, *supra,* dispone que las Juntas Examinadoras establecerán los requisitos y mecanismos necesarios para el registro cada tres (3) años de las licencias que expidan. Dispone además sobre la recertificación de la licencia permanente de las personas profesionales de enfermería cada tres (3) años a base de educación continua.

**Articulo II - Derogación**

A tenor con estas disposiciones y mediante la aprobación este Reglamento, el Secretario de Salud, con la recomendación de la Junta Examinadora de Enfermería de Puerto Rico, deroga el Reglamento de Educación Continua y Registro para la Recertificación de las Enfermeras y Enfermeros en el Estado Libre Asociado de Puerto Rico, Reglamento Núm. 7390 de 20 de julio de 2007.

**Articulo III - Aprobación**

En su consecuencia aprueba el presente **REGLAMENTO DE EDUCACION CONTINUA PARA LA RECERTIFICACION PROFESIONAL DE LA ENFERMERIA EN EL ESTADO LIBRE ASOCIADO DE PUERTO RICO** mediante la Resolución numero 2024-264 del 11 de octubre de 2024.

**Artículo IV - Vigencia**

El **REGLAMENTO DE EDUCACION CONTINUA PARA LA RECERTIFICACION PROFESIONAL DE LA ENFERMERIA EN EL EST ADO LIBRE ASOCIADO DE PUERTO RICO** comenzara a regir 30 días luego de radicado en el Departamento de Estado.

**Artículo V - Propósito**

Este Reglamento establece los requisitos y procedimientos para la recertificación de las licencias permanentes de las personas profesionales de enfermería autorizadas a ejercer en Puerto Rico.

El Capítulo III, Regla 6 sobre *Facultades y Deberes de la Junta* del Reglamento Núm. 9104, *supra,* en su inciso (t) dispone que la Junta Examinadora de Enfermería:

*"(t) Evaluará y aprobará las propuestas de solicitud para proveer educación continua, diseños y módulos educativos que sometan las proveedores de educación continua previamente autorizados por la Junta."*

En su consecuencia, la Junta evaluara y aprobara las actividades de educación continua que ofrezcan los proveedores autorizados por la Junta y la renovación de la autorización como proveedor. Esto incluye las instituciones educativas, organizaciones profesionales e instituciones hospitalarias licenciadas. Solo se aceptará educación continua ofrecida por proveedores autorizados por la Junta Examinadora de Enfermería de Puerto Rico. Profesionales de Enfermería que deseen mantener sus licencias vigentes que se encuentren en los Estados Unidos se le requerirá utilizar el 50% de los proveedores de Puerto Rico.

## CAPITULO II
**Articulo I - Aspectos generales del Reglamento**
**Sección I - Resumen Ejecutivo**

El propósito principal de este Reglamento es establecer los criterios y los procedimientos para la recertificación de las licencias permanentes de las personas profesionales de enfermería a base del cumplimiento del requisito de educación continua y su participación en el Registro de Profesionales, según dispone el Artículo IX de la Ley Núm. 11 de 23 de junio de 1976, según enmendada, *supra.*

El Reglamento de Educación Continua y Registro para la Recertificación de las Enfermeras y Enfermeros en el Estado Libre Asociado de Puerto Rico, Reglamento Núm. 7390, *supra,* se aprobó el 20 de julio de 2007. La Ley Núm. 254, *supra,* fue aprobada el 31 de diciembre de 2015 y derogó la Ley Núm. 9 de 11 de octubre de 1987, según enmendada conocida como la Ley para Reglamentar la Práctica de Enfermería en el Estado Libre Asociado de Puerto Rico. Por lo que se requiere atemperar el Reglamento de Educación Continua a tenor con la Ley vigente de enfermería.

La Ley Núm. 254, *supra* dispone que la Ley Núm. 11, *supra,* establece cambios en el sistema de prestación de servicios de salud basado en !res postulados principales igualdad de acceso, calidad y costo efectividad. Las regulaciones contenidas en este Reglamento persiguen la excelencia en el servicio de los recursos de enfermería, en armonía con las necesidades de salud de nuestro pueblo y con los nuevos enfoques de accesibilidad, costo efectividad y de cuidado competente.

## Articulo II - Objetivos
### Sección I - General

1. Cumplir con lo requerido por la Ley de Reforma Integral de los Servicios de Salud de Puerto Rico, *supra,* la Ley para Regular la Practica de la Enfermería en Puerto Rico, *supra,* y el Reglamento para Regular la Profesión de la Enfermería en Puerto Rico, *supra,* en lo relativo a educación continua.

2. Garantizar el mejoramiento de las personas profesionales de enfermería, de manera que se logre un máximo de excelencia en el desempeño de las funciones.

### Sección II- Específicos

1. Establecer los requisitos mínimos de educación continua para la recertificación de las licencias permanentes de las personas profesionales de la enfermería por categorías.

2. Establecer los mecanismos necesarios para la recertificación de las licencias permanentes de las personas profesionales de enfermería cada tres (3) años a base de educación continua.

3. La Junta Examinadora de Enfermería determinará las normas y criterios para la evaluación y aprobación de las instituciones educativas acreditadas, organizaciones profesionales legalmente constituidas y aquellos que soliciten autorización para ser proveedores de educación continua.

4. Promover una coordinación efectiva entre la Junta Examinadora de Enfermería, las instituciones educativas autorizadas por la Junta de Instituciones Post Secundarias de Puerto Rico y las organizaciones profesionales legalmente constituidas designadas como proveedores de educación continua de conformidad con la Ley Núm. 11 de 23 de junio 1976, según enmendada.

5. Establecer los criterios para la evaluación y aprobación de las actividades de educación continua que ofrecen los proveedores autorizados por la Junta Examinadora de Enfermería de Puerto Rico.

6. Establecer los criterios para evaluar y aprobar las actividades de educación continua que se toman fuera de Puerto Rico.

7. La evaluación de los proveedores en el cumplimiento de los criterios y estándares establecidos por la Junta Examinadora de Enfermería.

8. Establecer el procedimiento para la recertificación de las licencias permanentes de las personas profesionales de enfermería que cumplan con los requisitos de educación continua. Esto, conforme al Reglamento Núm. 9104, *supra.*

9. Establecer las normas y mecanismos que apliquen a las violaciones de este Reglamento.

10. Colaborar con la División de Licenciamiento de Médicos y Profesionales de la Salud (DLMPS) anteriormente conocida como Oficina de Reglamentación y Certificación de los Profesionales de la Salud (ORCPS) en el diseño, análisis y publicación mediante boletines o cualquier otra forma de divulgación pertinente para educación continua.

**Artículo III - Título**
Este Reglamento se reconocerá coma:
**REGLAMENTO DE EDUCACION CONTINUA PARA LA RECERTIFICACION PROFESIONAL DE LA ENFERMERIA EN EL ESTADO LIBRE ASOCIADO DE PUERTO RICO.**

**Artículo IV - Aplicabilidad**
Este Reglamento aplica a toda persona que posea una licencia permanente expedida par la Junta Examinadora de Enfermería de Puerto Rico.

## CAPITULO III

**Articulo I - Definiciones**

1. **Departamento** - El Departamento de Salud de Puerto Rico.
2. **División de Licenciamiento de Médicos y Profesionales de la Salud (DLMPS) anteriormente conocida como Oficina de Reglamentación y Certificación de los Profesionales de la Salud (ORCPS)** - Oficina responsable de implantar el Artículo IX de la Ley Núm. 11 de 23 de junio de 1976, según enmendada y las leyes que reglamentan las distintas profesiones de la salud.
3. **Educación Continua** - Actividad educativa diseñada y organizada con el propósito de que se actualicen y/o se desarrollen los conocimientos y las destrezas necesarias para el desempeño de las funciones de la persona profesional de enfermería.
4. **Experiencia Educativa** - La participación directa en las actividades que se provean para adquirir y actualizar conocimientos y desarrollar actitudes y destrezas en determinado campo profesional. Los requisitos de educación continua podrán ser completados mediante la acumulación de unidades de educación continua obtenidas mediante experiencia educativa según definidas en la Sección V de este Reglamento.
5. **Hora Contacto de Educación Continua** - Una (1) hora contacto equivale a un mínimo de cincuenta (50) minutos y un máximo de sesenta (60) minutos de educación continua presencial. A distancia, virtual o modulo, equivale a un mínimo de cuarenta (40) minutos y un máxima de cincuenta (50) minutos.
6. **Junta** - La Junta Examinadora de Enfermería de Puerto Rico (JEEPR).

7. **Licencia** - Documento que expide la Junta Examinadora de Enfermería de Puerto Rico y que autoriza a una persona a ejercer la práctica de la enfermería en Puerto Rico.

8. **Persona profesional de enfermería Jubilada Activa--** Persona que se encuentra jubilada pero activa realizando trabajo de enfermería a tiempo parcial o completo y puede o no recibir remuneración por sus servicios.

9. **Persona profesional de enfermería Jubilada Inactiva** - Persona que se encuentra inactiva en el ejercicio de la práctica de la enfermería por razones de edad, años de servicio, impedimenta físico o cualquier otra causa incluyendo retiro voluntario.

10. **Persona profesional de enfermería inactiva-** Toda persona con licencia expedida por la Junta Examinadora de Enfermería que haya solicitado y se le haya aprobado inactivar su licencia en el Registro de Profesionales de Enfermería.

11. **Persona profesional de enfermería Licenciada** - Persona a quien la Junta Examinadora de Enfermería de Puerto Rico ha expedido una licencia que le autoriza a ejercer la práctica de la enfermería en Puerto Rico.

12. **Profesional No Recertificado** - Persona profesional de enfermería que NO ha cumplido con los requisitos de educación continua establecidos en este Reglamento ni con el Registro de Profesionales de Enfermería.

13. **Profesional Recertificado** - Persona profesional de enfermería que ha cumplido con los requisitos de educación continua establecidos en este Reglamento y con el Registro de Profesionales de Enfermería.

14. **Proveedor de Educación Continúa** - Institución educativa, organización profesional o Institución hospitalaria licenciada con especialidad en el campo de la salud, autorizada por la Junta Examinadora de Enfermería para ofrecer educación continua en Puerto Rico.

15. **Registro de Profesionales de Enfermería-** Sistema mecanizado de registro de las personas profesionales de enfermería a quienes se les ha otorgado un número de licencia permanente y cuyo registro se debe renovar cada tres (3) años.

16. **Secretario/a** - El/la Secretario/a de Salud de Puerto Rico.

17. **Unidad de Educación Continua** (UEC) - Horas contacto de participación en una experiencia educativa de educación continua debidamente organizada. Diez (10) horas contacto equivalen a una unidad de educación continua (1.0 UEC).

# CAPITULO IV
## Articulo I- Recertificación a Base de Educación Continua

Todas las personas profesionales de enfermería que posean licencia permanente para practicar la enfermería en Puerto Rico recertificaran su licencia cada tres (3) años a base de educación continua, según lo dispuesto en este Reglamento. Con la recertificación de la licencia permanente las personas profesionales de enfermería podrán recertificarse en un área de especialidad y de cuidado en enfermería.

### Sección I - Frecuencia

La recertificación de las licencias permanentes vence a los tres (3) años, contados a partir de la fecha de registro de cada licencia nueva o recertificada. Cada persona profesional de enfermería deberá recertificar su licencia al vencimiento de su registro, según indicado en el Certificado de Registro.

### Sección II - Requisitos

El proceso de recertificación requiere se cumpla con las siguientes horas de educación continua, por cada categoría:

a. Persona profesional de enfermería de Practica Avanzada: cincuenta (50) horas de educación continua, de las cuales veinte (20) de esas cincuenta (50) horas, serán en su área de especialidad.

b. Persona profesional de enfermería Especialista: treinta (30) horas de educación continua, de las cuales seis (6) de esas treinta (30) horas, serán en su área de especialidad o rol funcional.

c. Persona profesional de enfermería Generalista: treinta (30) horas de educación continua.

d. Persona profesional de enfermería Certificada en un área de especialidad o área de cuidado: diez (1 0) horas de educación continua en área de especialidad o área de cuidado.

e. Persona profesional de enfermería Asociada: treinta (30) horas de educación continua.

f. Persona profesional de enfermería Práctica: veintiún (21) horas de educación continua.

1. Se recomienda tomar diez (10) horas contacto por cada año para las personas profesionales de enfermería: generalista y asociado; dieciséis punto seis (16.6) horas contacto para las personas profesionales de enfermería de practica avanzada; y siete (7) horas contacto para las personas profesionales de enfermería practica, como mínimo.

2. Toda actividad educativa requerida mediante Orden Administrativa del Secretario de Salud, entidades autorizadas por el Gobierno de Puerto Rico o

leyes relacionadas con educación continua será libre de costo cuando sea ofrecida por el Departamento de Salud y solo aplicara a un trienio durante la carrera de la persona profesional de enfermería. Estas actividades serán enviadas directamente a la Junta Examinadora para su evaluación y autorización. Además, los certificados de participación emitidos por el Departamento de Salud serán aceptados para estos fines, sin que ello implique un aumento en la base de horas contactos requeridas por categoría durante cada trienio.

3. La Junta evaluara las actividades educativas propuestas bajo Ordenes Administrativas para el trienio correspondiente y podrá hacer recomendaciones al Secretario sobre las áreas específicas y su aplicación a la práctica de la enfermería en Puerto Rico, conforme a la Ley Habilitadora de Enfermería. Las Ordenes Administrativas establecerán que cada actividad educativa se aplique únicamente a un trienio, por lo que dicha actividad será válida sólo para un trienio durante la carrera de la persona profesional de enfermería. La Junta informara a las personas profesionales de enfermería sobre las actividades requeridas para cada trienio.

4. A las personas profesionales de enfermería jubiladas o inactivas, se les requerirán las horas contacto establecidas en este Reglamento para su categoría al complementar la solicitud y el consentimiento de reactivación de la licencia profesional.

5. Los créditos de educación continua requeridos para recertificar licencias de mayor rango podrán ser utilizados para la recertificación de las licencias de otras categorías de menor rango siempre que estén dentro del trienio.

6. Todas las educaciones continuas serán cónsonas con el Reglamento general referente a los requisitos y disposiciones de la Junta. Además, podrán ser tomadas en cualquier modalidad (presencial, virtual, revista o módulo).

**Sección III - Evidencia de Participación**

Toda persona profesional de enfermería es responsable de acumular la evidencia de su participación en las actividades de educación continua durante todo el trienio. Se aceptaran como evidencia los certificados originales que el proveedor le otorgue o copias verificadas por la Junta.

Estos certificados deberán contener un mecanismo de seguridad como por ejemplo: un código de barra *(Barcode)* que cuando la Junta o la División de Licenciamiento de Médicos y Profesionales de la Salud (DLMPS) anteriormente conocida como Oficina de Reglamentación y Certificación de los Profesionales de la Salud (ORCPS) los examine y escanee, el certificado evidencie la plataforma o pagina web del proveedor autorizado por la Junta Examinadora de Enfermería que ofreció el curso. En casos excepcionales se aceptara que no lleve *"Barcode",* pero sera evaluado por la Junta.

## Sección IV - Procedimiento de Recertificación

Según lo dispuesto en el Capítulo VII sobre Registro y Recertificación de Licencia, Regla 1 del Reglamento 9104, *supra,* cada persona profesional de enfermería es responsable de cumplir con someter la Solicitud de Registro de los Profesionales de la Salud del Departamento de Salud de Puerto Rico. La persona profesional de enfermería pagara por su solicitud con un cheque certificado o giro postal o bancario a nombre del Secretario de Hacienda o mediante el procedimiento de pago permitido.

En la Regla 2 del Capítulo VII del Reglamento Núm. 9104, *supra,* se dispone para la recertificación en área de cuidado que será recertificada cada tres (3) años. Dicha solicitud de recertificación y registro se someterá ante la División de Licenciamiento de Médicos y Profesionales de la Salud anteriormente conocida coma Oficina de Reglamentación y Certificación de las Profesionales de la Salud (ORCPS) adscrita al Departamento de Salud de Puerto Rico, incluyendo la evidencia de haber completado las horas contacto de educación continua, correspondiente a la categoría de enfermería para la cual la licencia fue expedida. Conforme a la Sección 2 de la Regla 2 del Capítulo VII del Reglamento Núm. 9104, *supra,* la Solicitud de Recertificación deberá estar debidamente cumplimentada. La Junta no aceptara solicitudes incompletas.

La persona profesional de enfermería podrá solicitar la recertificación de su licencia noventa (90) días antes de! mes de vencimiento de la misma presentando el Formulario de Registro cumplimentado en todas sus partes, la evidencia de su participación en las actividades de educación continua y el pago de los derechos correspondientes. Se podrá realizar la renovación a través de la página web de la División de Licenciamiento de Médicos y Profesionales de la Salud (DLMPS) anteriormente conocida coma Oficina de Reglamentación y Certificación de las Profesionales de la Salud (ORCPS), presencial o por correo postal.

## Sección V - Convalidación de Experiencias Educativas

Los requisitos de educación continua podrán ser completados mediante la acumulación de unidades de educación continua obtenidas de las siguientes experiencias educativas, según su categoría.

**I. Categoría I** - Actividades educativas dirigidas a adquirir conocimientos nuevos en el área de competencias y a desarrollar aptitudes y destrezas sobre áreas o técnicas complejas que requieran continuidad y profundidad. Para los fines de validación, se acreditara hasta un máximo de veinte (20) horas por actividad educativa. El máximo de horas contacto que se aceptara por día serán ocho (8).

En esta categoría se incluyen:

a) Cursos relacionados con la práctica de la enfermería tomados en instituciones educativas reconocidas por la Junta de Instituciones Postsecundarias de Puerto Rico o instituciones hospitalarias, que no conduzcan a un grado académico.

b) Seminarios, foros, talleres o conferencias ofrecidas por un proveedor autorizado por la Junta Examinadora de Enfermería.

c) Palticipación en comités oficiales dirigidos a mejorar la calidad de la práctica de la enfermería en Puerto Rico. Se eximirá un máximo de diez (10) horas por trienio, debidamente certificado por la Junta Examinadora de Enfermería de Puerto Rico.

d) Se podrán otorgar horas de Educación Continua a las actividades educativas ofrecidas por el Departamento de Salud y autorizadas previamente por la Junta Examinadora de Enfermería en Puerto Rico.

2. **Categoría II** - Publicación de libros, investigaciones, tesis, disertaciones y/o artículos en revistas profesionales reconocidas, en los que la persona profesional de enfermería sea autor o coautor. Las horas de Educación Continua serán las siguientes:

|  | Categoría | |
|---|---|---|
|  | Persona profesional de enfermería de Práctica Avanzada, Especialista, Generalista, Asociado, por trienio. | Persona profesional de Enfermería Práctica, por trienio. |
| Es el único autor(a) de un libro publicado en el área de especialidad. | 6.0 | 2.1 |
| Es el único autor(a) de un artículo publicado en el área de especialidad. | 1.8 | 1.2 |
| Es coautor(a) de un libro publicado en el área de especialidad. | 2.4 | 1.6 |
| Es coautor(a) de un artículo publicado en el área de especialidad. | 1.2 | 0.4 |
| Es editor(a) de un libro publicado | 3.0 | 2.1 |

| | | |
|---|---|---|
| de lecturas en el área de enfermería. | | |
| Es editor(a) de un libro publicado de calidad académica. | 1.8 | 1.2 |
| Es traductor(a) de un libro publicado en área de especialidad. | 1.2 | 0.6 |

3. **Categoría III** - Participar como recurso principal en actividades de educación continua ofrecidas por instituciones y/u organizaciones profesionales acreditadas y designadas para tal propósito. La convalidación será la siguiente: dos (2) horas contacto (0.2 UEC) por cada hora dictada como recurso en un ofrecimiento de educación continua. Cada tema se considerara una vez en el trienio para el recurso de Educación Continua.

i. A las personas profesionales de enfermería que son profesores(as) en instituciones autorizadas por la Junta de Instituciones Post Secundarias de Puerto Rico se les acreditaran diez (10) horas de educación continua por trienio, siempre y cuando presenten evidencia de la administración de la institución donde laboran de que están impartiendo cursos pertinentes a la práctica de la enfermería.

4. **Categoría IV** - Participación en proyectos de investigación científica que no sean conducentes a un grado académico y que haya presentado evidencia de este. Las horas de Educación Continua a otorgarse según como sigue:

| | **Categoría** | |
|---|---|---|
| | **Persona profesional de enfermería Práctica, Avanzada Especialista, Asociado por Trienio.** | **Persona profesional de Enfermería Práctica, por trieno.** |
| Como director(a) del proyecto donde participen otros profesionales. | 2.4 | ... |
| Como colaborador(a) en un proyecto donde participen otros profesionales. | 1.2 | 0.4 |
| Como autor(a) único(a) de un proyecto investigativo. | 3.0 | 2.1 |

5. **Categoría V** - Asistencia a actividades ofrecidas para otras profesiones de la salud por proveedores autorizados por la Junta Examinadora de Enfermería.

6. **Categoría VI:**

i. Aprobación de cursos por modulo o a distancia ofrecidos por organizaciones profesionales reconocidas por la Junta Examinadora de Enfermería en Puerto Rico. El máximo de horas contacto que se aceptara por día serán ocho (8).

ii. Artículos de revistas profesionales reconocidas por la Junta Examinadora de Enfermería en Puerto Rico. El máximo de horas contacto que se aceptara por día serán ocho (8).

La persona profesional de enfermería de práctica avanzada, especialista, generalista, asociado y practica podrá acumular las horas contacto requeridas por trienio mediante estudios independientes, educación a distancia o presencial. El máximo de horas contacto que se aceptara por día serán ocho (8).

Las experiencias educativas repetidas por el participante durante el trienio, cuyo contenido sea el mismo, no se consideraran para acreditación, aunque se titulen de forma diferente y se utilicen otros recursos.

La Junta Examinadora de Enfermería evaluara cualquier actividad educativa relacionada con el desempeño de sus funciones dentro de la práctica de la enfermería no incluida en este

Reglamento y por la cual se solicite recertificación.

**Sección VI - Exención por Estudios y Diferimiento para la Recertificación**

La Junta podrá eximir o diferir de cumplir con todos o parte de los requisitos de educación Continua, cuando medie cualquiera de las siguientes circunstancias, sin que se entienda por ello una limitación a su facultad para eximir o diferir a las personas profesionales de enfermería que, a su juicio, demuestren justa causa para tal exención o diferimiento.

1. <u>Estar cursando estudios formales conducentes a un grado académico en áreas de la Enfermería</u> - Se podrá eximir de tomar horas en actividades educativas a la persona profesional de enfermería al cursar estudios formales conducentes a un grado académico en el campo de la enfermería de una universidad o institución educativa reconocida y aprobada por la Junta de instituciones Post Secundarias de Puerto Rico a tiempo completo o parcial.

La persona profesional de enfermería deberá someter una transcripción oficial de créditos expedida por la Oficina del Registrador de la institución. Cuando la persona profesional de enfermería interrumpa los estudios conducentes al grado académico se evaluara la transcripción de crédito oficial a los fines de otorgar diez (10) horas por años académicos cursados y cinco (5) horas por semestre en todas las categorías, donde se evidencie de 100% a 80% como nota de pase.

Por estudios a tiempo completo en un año académico en instituciones educativas acreditadas, se le otorgaran doce (12) horas contacto a la persona profesional de enfermería de practica avanzada, especialista, generalista o asociada y ocho (8) horas contacto a la persona profesional de enfermería práctica. Por estudios a tiempo parcial se le otorgaran seis (6) horas a la persona profesional de enfermería especialista, generalista o asociado y cuatro (4) horas contacto a la persona profesional de enfermería práctica.

2. Enfermedad - La Junta podrá eximir del cumplimiento de los requisitos de educación continua de forma parcial por el término de duración de la enfermedad u hospitalización de la persona profesional de enfermería. De igual forma, se evaluaran los casos en donde un familiar como el padre, madre, hijos o cónyuge de la persona profesional de enfermera padezca una enfermedad catastr6fica o terminal que requiera cuidados especiales, evidenciados mediante un certificado de! médico especialista que atienda al paciente especificando la fecha, el diagn6stico y el termino de la duración de la enfermedad y las necesidades especiales.

3. Expedición de Licencia Permanente -La persona profesional de enfermería que obtenga su licencia permanente por primera vez será eximida del cumplimiento de las horas de educación continua correspondiente año dentro del trienio que obtuvo la misma.

4. Otras causas - La persona profesional de enfermería solicitara por escrito la petición de diferimiento o exención, sometiendo la evidencia necesaria. Una vez evaluada, la Junta le notificara por correo la acción tomada y le indicara los requisitos de educación continua que tendrá que cumplir. La Junta podrá revocar, suspender o modificar cualquier determinación de exención o diferimiento cuando las circunstancias así lo ameriten.

5. La persona profesional de enfermería cumplirá con la parte proporcional del requisito que no quede cubierta por la exención incluyendo las requeridas por Ordenes Administrativas.

**Sección VII - Recertificación de la Persona Profesional de Enfermería**

Toda persona profesional de enfermería cuya licencia permanente no hay a sido recertificada por (2) dos trienios e interese la recertificación, someterá evidencia de haber cumplido con el requisito de educación continua correspondiente a los trienios vencidos. Además, deberá cumplir con las actividades educativas por Orden Administrativa del Departamento de Salud que le apliquen. Una vez se evalué la misma, se procederá con la recertificación sujeto a lo dispuesto en este Reglamento en sus Secciones VIII, IX y X; en la Ley Núm. 254 -2015, *supra* y en el Reglamento Núm. 9104, *supra*.

Toda persona profesional de enfermería que no haya recertificado su licencia permanente por más de dos (2) trienios deberá presentar evidencia de haber cumplido con el requisito de educación continua correspondiente al (1ltimo trienio vencido. Además, deberá cumplir con las actividades educativas por Orden Administrativa del Departamento de Salud que le apliquen y realizar un avalúo de competencias y conocimientos. A base del resultado, la Junta determinara la necesidad de tomar cursos de educación continua o cursos universitarios en esas áreas específicas en las que no haya demostrado las competencias mínimas necesarias.

**Sección VIII- Pago de Derechos**

Toda persona profesional de enfermería pagará el monto establecido por la Junta en giro postal, bancario o cheque certificado a nombre del Secretario de Hacienda de Puerto Rico o cualquier otro método de pago aceptado (excepto efectivo) por cada licencia que registre y recertifique en el trienio. Dicho pago se incluirá con el Formulario de Registro.

No se aceptaran solicitudes sin el pago correspondiente.

**Sección IX - Recargos porno Recertificar y Registrar la Licencia**

Toda persona profesional de enfermería autorizada a practicar la enfermería que no cumpla con el Registro y Recertificación de su licencia en el mes correspondiente, deberá pagar los derechos correspondientes al Registro y Recertificación del trienio que no se recertificó además del vigente.

La persona profesional de enfermería deberá pagar además un recargo por cada trienio de recertificación tardía establecido por la División de Licenciamiento de Médicos y Profesionales de la Salud (DLMPS) anteriormente conocida como Oficina de Reglamentación y Certificación de los Profesionales de la Salud (ORCPS). Al momento de aprobar este Reglamento dicho recargo es de cincuenta d6lares ($50.00) por cada trienio de recertificación tardía.

**Sección X- Penalidad**

Toda persona profesional de enfermería que continúe practicando la enfermería sin haber cumplido con las requisitos de Registro y Recertificación Según lo dispuesto en la Ley Núm. 11 de 1976, *supra*, la Ley 254 -2015, *supra*, y el Reglamento Núm. 9104, *supra*, se considerara que está ejerciendo la enfermería ilegalmente. En su consecuencia estará sujeto a las multas o penalidades provistas para tales fines en el inciso IV del Documento Guía 2022-02 ***POLITICA PUBLICA Y ADMINISTRACION INTERNA DE LA JUNTA EXAMINADORA DE***

ENFERMERIA DE PUERTO RICO *SOBRE EL TEMA DE LAS PENALIDADES 0 MULTAS ADMINISTRATIVAS POR PRACTICA /LEGAL DE LA ENFERMERIA POR PERIODO DE RECERTIFICACION TARDIA* aprobado par la Junta Examinadora de Enfermería el 21 de octubre de 2022 cuya vigencia es prospectiva a partir de! 1 ro de enero de 2023 y cuyo inciso IV se incluye a continuación:

*IV. GUIAS DE PENALIDADES 0 MULTAS ADMINISTRATIVAS POR PRACTICA /LEGAL DE LA ENFERMERÍA POR PER/ODO DE RECERTIFICACION TARDIA*

*(La cantidad máxima que la Junta puede imponer es de $10,000.00 por cada violación, por tanto, se está reglamentando la cantidad mínima por cada violación. Cada violación significa cada trienio vencido sin recertificar.)*

| Tiempo Practicando Ilegalmente la Profesión de Enfermería sin recertificación de su licencia | Cantidad mínima a Pagar por el **PROFESIONAL DE ENFERMERIA** por cada violación (por cada trienio vencido.) | Cantidad mínima a Pagar por el **PATRONO** por cada violación (por cada trienio vencido del profesional de enfermería.) |
|---|---|---|
| 1 trienio | $1,000.00 | $1,000.00 |
| 2 trienios | $3,000.00 *Más suspensión de licencia por 6 meses y cursos adicionales de educación continua a discreción de la Junta.* *Además, referido al Departamento de Justicia para la acción criminal correspondiente a discreción de la Junta.* | $3,000.00 *Además, referido al Departamento de Justicia para la acción criminal correspondiente a discreción de la Junta.* |
| 3 trienios | $6,000.00 *Más suspensión de licencia por 6 meses y cursos adicionales de educación continua a discreción de la Junta.* *Además, referido al Departamento de* | $6,000.00 *Además, referido al Departamento de Justicia para la acción criminal correspondiente a discreción de la Junta.* |

| | | |
|---|---|---|
| | *Justicia para la acción criminal correspondiente a discreción de la Junta.* | |
| Más de tres trienios | $10,000.00 | $10,000.00 |
| | *Más suspensión de licencia por un término de 3 años y cursos adicionales de educación continua a discreción de la Junta.*<br><br>*Además, referido al Departamento de Justicia para la acción criminal correspondiente a discreción de la Junta.* | *Además, referido al Departamento de Justicia para la acción criminal correspondiente a discreción de la Junta.* |

"Las multas entre el mínimo y el máximo serán determinadas por la Junta a su discreción tomando en consideración los hechos de cada caso aplicando el concepto de justa causa al momento de fijar dicha multa. Baja circunstancias excepcionales, la Junta podría a su discreción fijar una cantidad menor al mínimo. Debe especificar la Junta los hechos y circunstancias especiales en forma detallada que justifican una multa menor del mínimo."

"Los casos de dos trienios o mas de práctica ilegal de la enfermería, a discreción de la Junta podrían ser referidos al Departamento de Justicia para la acción criminal correspondiente. De igual manera, dicho referido será evaluado tomando en consideración los hechos de cada caso en particular y las circunstancias especiales y de justa causa de cada caso. "

**Sección XI- Responsabilidad de la persona profesional de enfermería**

Cada tres (3) años y en la fecha de expiración del certificado de registro y certificación de la licencia permanente, será responsabilidad de la persona profesional de enfermería presentar a su patrono o agencia de empleo evidencia de la nueva recertificación de la licencia.

# CAPITULO V
**Artículo I- Comité Asesor de Educación Continua**
**Sección 1 - Funciones del Comité Asesor**

La Junta podrá nombrar un Comité Asesor de Educación Continua con representación de áreas de educación, administración, servicios y cualesquiera otras organizaciones profesionales de enfermería en Puerto

Rico. Esto para lograr la participación de representantes de enfermería en la preparación e implantación de normas y procedimientos de todo lo relacionado con la educación continua de las personas profesionales de enfermería de Puerto Rico, además de cualquier otra función relacionada que la Junta así le designe.

Las funciones que podrán ser delegadas a este Comité Asesor serán establecidas mediante Resolución de la Junta.

## CAPITULO VI
**Artículo I - Requisitos para los proveedores de educación continua**

1. Para ser designado proveedor de educación continua para las personas profesionales de enfermería de Puerto Rico, la organización profesional legalmente constituida o institución educativa acreditada someterá evidencia escrita de los requisitos establecidos por la Junta para la evaluación según se dispone a continuación:

a. La Junta evaluara y aprobara las actividades de educación continua que ofrezcan los proveedores autorizados por la Junta y la renovación de la autorización como proveedor. Esto incluye las instituciones educativas, organizaciones profesionales e instituciones hospitalarias licenciadas.

b. Al cabo de estos tres (3) años, el proveedor someterá a la Junta una petición formal de renovación de designación, conforme a los criterios establecidos en este Reglamento.

c. Todo solicitante a ser proveedor de Educación Continua de la Junta deberá presentar los siguientes documentos:

i. Certificado de Autorización de la Junta de Instituciones Post Secundarias de Puerto Rico (si aplica).

ii. Certificado de Incorporación del Departamento de Estado.

iii. Certificado de Cumplimiento *(Goodstanding)* del Departamento de Estado.

iv. Registro de Comerciante del Departamento de Hacienda.

v. Certificación de radicación de Planillas de Contribución sobre Ingresos del Departamento de Hacienda de los últimos 5 años.

vi. Certificado de Antecedentes Penales de todos los miembros de la Junta de Directores de la agencia o entidad jurídica.

vii. Registro de Licitador.

viii. Solicitud de Autorización como Proveedor debidamente cumplimentada.

ix. Propuesta completa (incluyendo Misión, Visión, Metas y Objetivo).

x. Descripción de facilidades físicas, equipos, audiovisuales, materiales y evidencia de Internet comercial para actividades educativas virtuales.

xi. Descripción de experiencia en el campo de la enfermería.
xii. Presupuesto de 3 años.
xiii. Organigrama de la agencia o entidad jurídica.
xiv. Presentación de los miembros de la agencia o entidad jurídica (nombre, títulos)
xv. Resume o *Curriculum Vitae* (CV) del personal de la agencia o entidad jurídica.
xvi. Se requiere que haya una persona profesional de enfermería con credenciales vigentes y capacitada en el tema.
xvii. Presentar las credenciales del personal de enfermería.
xviii. Certificados de Educación Continua a ser ofrecidos a los participantes. La plataforma digital que va a utilizar debe tener mecanismos de seguridad Ej. Código de Barra *(Barcode)*. En casos excepcionales se aceptara que no lleve *"Barcode"*, pero sera evaluado por la Junta.
xix. Cumplir con dos diseños educativos y módulos (serán evaluados con criterios de diseños particulares). Se requiere en formato APA y su rúbrica.
xx. Resume o *Curriculum Vitae* (CV) de los facilitadores o recursos de la enseñanza. (Entre estos recursos se requieren profesionales de la Enfermería)
xxi. Copia de! Registro de Licencia vigente de los recursos en los casos que aplique.
XXii. Formulario de evaluación de la actividad.
xxiii. Formulario de asistencia (nombre, firma, categoría, número de licencia y registro)
2. Todos los documentos requeridos deben ser legibles y originales. Las copias de los documentos originales deben ser autenticados como copia fie! y exacta al momento de someterse a través de la plataforma virtual o presencial.
3. La Junta Examinadora de Enfermería de Puerto Rico podrá solicitar información adicional sobre las actividades educativas y visitar las mismas.
4. Si va a sustituir a un recurso educativo por otro o hay un cambio de fecha tiene que notificar a la Junta y ser aprobado por esta.
5. Todo proveedor, para emitir certificados a los participantes de educación continua, deberá utilizar papel antifraude o de seguridad y poseer algún método de seguridad como código de barra *(Barcode)*. Los certificados pueden ser auditados. En casos excepcionales se aceptara que no lleve *"Barcode"*, pero será evaluado por la Junta.
6. La hoja de asistencia será requerida como evidencia de la presencia de los asistentes a la educación ofrecida.

7. A cada proveedor se le asignara un número de identificación, el cual se incluirá en los certificados de educación continua que se otorgue a los participantes.

**Articulo II -Actividades de Educación Continua**
**Sección I - Requisitos**

1. El proveedor enviará los diseños curriculares de las actividades educativas programadas a la División de Registro y Educación Continua de la División de Licenciamiento de Médicos y Profesionales de la Salud (DLMPS) anteriormente conocida como Oficina de Reglamentación y Certificación de Profesionales de la Salud (ORCPS). Las actividades educativas serán enviadas a la Junta sesenta (60) días antes de ser ofrecidas para su evaluación y aprobación.
2. Con cada educación continua se debe enviar copia de la carta de autorización como Proveedor de Educación Continua para la Junta Examinadora de Enfermería.
3. En educación por modulo o a distancia se debe presentar el contenido.

**Sección II - Estructura**

1. Utilizar formato horizontal.
2. Identificar la agencia proveedora, título del tema, recursos, horas contacto, clasificación, categoría, audiencia, costo, lugar y fechas.
3. Cantidad máxima de participantes (cupo).
4. Evidencia de facilidades físicas y virtuales congruentes con el cupo y estrategias a ser utilizadas.

**Sección III - Contenido**

El contenido de las actividades educativas responderá a los objetivos de estas y proveerá para la satisfacción de las necesidades del participante.
1. El tema debe ser relevante y pertinente a la práctica de la enfermería en distintos escenarios.
2. El contenido debe ser presentado de forma lógica y coherente.
3. Las referencias deben ser actualizadas (últimos 3-5 años) y en forma APA.
4. El contenido debe ser congruente con los objetivos formulados.
5. El contenido debe estar basado en las referencias incluidas.

**Sección IV- Objetivos**

1. Los objetivos deben expresarse en términos de conducta observable del Participante y deben servir de base al contenido y experiencias de aprendizaje.
2. Los objetivos deben reflejar la relación entre el contenido y la práctica de la enfermería.

3. Los objetivos contienen todos los elementos de tiempo, verbo y contexto.
4. Los objetivos son expresados en la taxonomía pertinente (cognitivos, psicomotores o afectivos).
5. Las experiencias de aprendizaje y los métodos de enseñanza deben ser apropiados al logro de los objetivos.
6. El tiempo que se dedique a la actividad deberá ser proporcional al logro de los objetivos y las horas.

**Sección V- Metodología de Enseñanza/Aprendizaje**
1. Las estrategias son compatibles con los objetivos.
2. Las estrategias son congruentes con el cupo de participantes y la duración de la actividad educativa.
3. Se utilizan variedad de estrategias congruentes con el tema y los objetivos.

**Sección VI - Evaluación**
La agencia auspiciadora de programas de educación continua someterá a la Junta el método de evaluación que se utilizara en las actividades educativas. Deberán incluir:
1. Evidencia de los métodos de evaluación formativos y sumativos.
2. Las preguntas formuladas deberán medir el aprendizaje que debe ocurrir según los objetivos y contenido.

**Sección VII - Programa**
1. Incluye distribución del tiempo.
2. La distribución del tiempo es compatible con las horas contacto designadas.
3. Las horas contacto incluyen solamente las actividades educativas y de evaluación.
4. El tiempo es adecuado para el tipo de actividad propuesta y la metodología utilizada.
5. Incluye tiempo para la discusión de pruebas.

**Sección VIII - Referencias**
1. Son actualizadas (últimos 3-5 años, salvo aquellos textos que se consideren clásicos y necesarios).
2. Están relacionadas con el contenido.
3. Son fuentes confiables y profesionales.
4. Presentadas en formato profesional publicado (APA).
5. Las fuentes reflejan una búsqueda exhaustiva y variada del tema.

**Sección IX - Recursos Humanos**

Los recursos humanos presentaran evidencia de su competencia profesional en el área de contenido que ensenan mediante resume o *curriculum vitae* y la evidencia de la licencia para practicar su profesión en Puerto Rico. Además de sus credenciales o licencia profesional emitida par la Junta que corresponda. Debe poseer preparación profesional y peritaje en la materia del contenido que se presenta en el diseño curricular.

Si la actividad educativa se vuelve a ofrecer luego de un año de haber sido evaluada por la Junta, el proveedor deberá solicitar autorización previa nuevamente a la Junta.

Se permitirá solamente una actividad educativa par diseño el cual mantendrá los principios de enseñanza y aprendizaje para capacitar a la persona profesional de enfermería.

**Sección X - Facilidades y Recursos**
La institución educativa u organización profesional proveerá las facilidades físicas y los recursos educativos apropiados para el logro de la actividad educativa.

**Sección XI- Certificados**
El proveedor otorgará a cada participante un certificado en papel antifraude o de seguridad, el cual especificará el nombre de! participante, el título de la actividad, las horas contacto, el código, la categoría, el numero de proveedor, la fecha de la actividad y la/las firma/s autorizada/s.

**Sección XII - Autorización Como Proveedor**
La Junta evaluará a los proveedores de educación continua en cuanto al cumplimiento de los requisitos establecidos en este Reglamento, utilizando los siguientes parámetros:

1) Plan semestral o anual e inventario de las necesidades educativas.

2) Facilidades físicas.

3) Recursos humanos y educativos.

4) Resumen de la actividad educativa.

5) Recursos fiscales.

6) Organización y administración del programa.

7) Cumplimientos de los criterios de evaluación por periodo de actividades y diseños educativos requeridos por Junta.

La Junta podrá recomendar conceder una extensión en la designación del proveedor, en aquellos casos en que se haya vencido el término y no haya sido evaluado. Esta extensión estará vigente hasta que se evalué y se le notifique al proveedor el resultado de esta. La renovación de la Propuesta para Proveedor de Educación Continua debe someterse con seis (6) meses de anticipación a su fecha de vencimiento.

**Sección XIII - Expedientes**

La Junta evaluará a las proveedores de educación continua en cuanto al fiel cumplimiento de las requisitos establecidos en la Ley y este Reglamento. El área o Departamento de Educación Continua de la División de Licenciamiento de Médicos y Profesionales de la Salud (DLMPS) anteriormente conocida como Oficina de Reglamentación y Certificación de los Profesionales de Salud (ORCPS) llevará un record de cada número de proveedor y las actividades educativas.

Los proveedores llevarán un registro de las actividades educativas desarrolladas. Los proveedores mantendrán en archivos los expedientes de las actividades educativas y la asistencia de las participantes por un término mínimo de cinco (5) años.

## CAPITULO VII

**Artículo I - Procedimiento de Vista Administrativa: De Naturaleza Investigativa y de Naturaleza Cuasijudicial Adjudicativa ante un Oficial Examinador.**

Es de aplicación tanto a las vistas de carácter investigativo como de carácter adjudicativo por práctica ilegal de la profesión de enfermería u otras violaciones a la Ley y Reglamento de Enfermería, la Ley Núm. 38 de 30 de junio de 2017, según enmendada, Ley de Procedimiento Administrativo Uniforme del Gobierno de Puerto Rico (LPAU) y sus enmiendas posteriores incluyendo la del 18 de noviembre de 2020, compiladas en la edición de 2020. En las procedimientos administrativos de carácter investigativo o de carácter adjudicativo son de aplicación las siguientes disposiciones de la LPAU, *supra*.

1. Capítulo III - Procedimientos Adjudicativos

a. Sección 3.1 a Seccion3.18.

b. Sección 3.21 - Sanciones durante el procedimiento administrativo

2. Capítulo IV - Revisión Judicial

a. Sección 4.1 - Aplicabilidad

b. Sección 4.2 - Termino para radicar la revisión

c. Sección 4.3 - Agotamiento de remedios administrativos

d. Sección 4.4 - Requisitos de revisión judicial ante el Tribunal de Apelaciones

e. Sección 4.7 - Revisión *Certiorari* ante el Tribunal Supremo

3. Capítulo V - Procedimientos para concesión o renovación de licencias

a. Sección 5.1 - Procedimiento

b. Sección 5.4 - Necesidad de una vista cuasijudicial ante un oficial examinador cuando se niega una licencia o su renovación.

## 1. Formulación de Quejas y Querellas

La Junta, por su propia iniciativa o en virtud de una queja o denuncia debidamente fundamentada, podrá en cualquier momento, realizar una investigación con miras a iniciar un procedimiento disciplinario mediante la radicación de una querella. La queja deberá contener:

a. Los nombres y direcciones personales de todas las partes.

b. Los hechos constituidos de! reclamo o infracción.

c. Una referencia a las disposiciones legales o reglamentarias por las cuales se imputa la violación, si se conocen.

d. Remedios que se solicitan.

e. Cualquier otra información pertinente.

f. Firma de la persona promovente.

## 2. Procedimiento para el trámite de Quejas y Querellas

Al recibir una queja, la Junta realizará una investigación sobre la misma. A base de los resultados de esta investigación preliminar y por acuerdo de la mayoría de sus miembros, determinará si se desestima de piano la queja o si se procede a la imputación de cargos y a la adjudicación formal de los mismos mediante querella formal, con miras a imponer algún tipo de sanción, según autorizados por las leyes y sus reglamentos aplicables.

Si la Junta desestima de plano la queja, luego de una investigación, le notificará al promovente las razones para su informe exculpatorio.

La Junta podrá designar a cualquier persona u organismo que crea necesario para llevar a cabo las investigaciones.

## 3. Procedimientos sumarios

En caso de que exista un peligro inminente para la salud, la seguridad o el bienestar público, la Junta podrá usar procedimientos adjudicativos de emergencia.

De ser este el caso, se concederá una vista al perjudicado dentro de los quince (15) días inmediatos a la fecha de efectividad de la suspensión de una licencia u otra medida o sanción sumaria aplicada, a tenor con las garantías del debido procedimiento de ley.

Una vez la Junta determine tomar una medida sumaria, tal como suspender o revocar sumariamente una licencia, notificara al profesional la decisión tomada y los fundamentos para la misma.

También se le apercibirá que debe abstenerse del ejercicio de la profesión hasta tanto se celebre una vista administrativa formal.

La vista administrativa se celebrara dentro de los quince (15) días inmediatos a la suspensión sumaria y de acuerdo con el procedimiento formal que aquí se establece.

## 4. Procedimiento para la celebración de vistas administrativas de adjudicación.

• En toda querella o controversia sujeta a adjudicación por la Junta, todas las partes tendrán la oportunidad de ser escuchadas en una vista.

• La vista se celebrara dentro de un término razonable y la fecha se le notificara a la persona afectada con no menos de quince (15) días de antelación.

• La notificación para una vista incluirá:

1) La fecha, sitio, hora y naturaleza de la vista.

2) Apercibimiento de que el interesado puede venir acompañado de un abogado, con su prueba testifical y documental.

3) Una declaración de la autoridad y jurisdicción bajo la cual habrá de celebrarse la vista.

4) Una referencia específica a las disposiciones legales o reglamentarias infringidas y los hechos constitutivos de tal infracción.

5) Un apercibimiento de las medidas que la Junta podrá tomar si una parte no comparece a la vista.

6) Cualquier otra expresión o advertencia que la Junta desee formular.

La Junta podrá delegar en un Oficial Examinador, preferiblemente abogado, para que presida la vista, reciba la prueba presentada y prepare un proyecto de resolución que contenga las determinaciones de hechos, conclusiones de derecho y su recomendación sobre el caso.

El proyecto de resolución se le someterá a la Junta, quien lo evaluara y tomara la determinación final.

A petición de parte o a discreción de la Junta, las partes podrán ser citadas a una conferencia con antelación a la vista adjudicativa, con miras a simplificar las cuestiones a considerarse o llegar a un acuerdo definitivo, si es posible. Se estimulara la estipulación o cualquier otro arreglo que simplifique las controversias.

La Junta tendrá discreción para limitar los descubrimientos de prueba. Todos los procedimientos se grabaran o se tomaran en estenografía.

En las vistas prescritas en este procedimiento se observaran ciertas reglas mínimas de formalidad al conducirse los procesos y se le ofrecerá la oportunidad a todas las partes para presentar prueba, examinar testigos y conducir contrainterrogatorios, excepto según haya sido restringido o limitado por las estipulaciones en la conferencia con antelación a la vista adjudicativa.

Se excluirá todo lo que resulte inmaterial, irrelevante o redundante.

Las Reglas de Evidencia de Puerto Rico no serán aplicables, pero los principios fundamentales de evidencia se podrán utilizar en una solución rápida, justa y econ6mica del procedimiento.
• Se podrá disponer de cualquier caso en controversia mediante estipulación, acuerdo o en rebeldía, si la parte querellada, habiendo sido debidamente notificada, no justifica su ausencia.
• Se podrá conceder a las partes un termino de quince (15) días después de concluida la vista para la presentación de propuestas sobre determinaciones de hechos y conclusiones de derecho. Las partes podrán, voluntariamente renunciar a que se declaren las determinaciones de hechos. Todo caso deberá ser rest1elto dentro de un término de seis (6) meses desde su radicación, salvo en circunstancias excepcionales.
• La resolución final será emitida por escrito en un termino de noventa (90) días después de concluida la vista o después de la radicación de las propuestas de determinaciones de hechos, a menos que este término sea renunciado o ampliado con el consentimiento escrito de todas las partes o por causa justificada.
• La resolución incluirá separadamente determinaciones de hecho, si estas no se han renunciado, conclusiones de derecho que fundamenten la adjudicación y la disponibilidad del recurso de reconsideración o revisión, según sea el caso.
• La resolución advertirá el derecho de solicitar la reconsideración de esta, con expresión de los términos correspondientes. Cumplido este requisito, comenzaran a correr dichos términos.
• La Junta notificara a las partes la resolución a la brevedad posible, por correo electrónico y archivara en autos copia de la resolución final y de la constancia de la notificación. Una parte no podrá se requerida a cumplir con una orden final a menos que dicha parte haya sido notificada de la misma.

### 5) Procedimiento de reconsideración
• La parte adversamente afectada por una resolución u orden parcial o final de la Junta podrá radicar una moción de reconsideración ante la Junta Examinadora dentro de! termino de veinte (20) días contados a partir de la fecha de archivo en autos de la notificación de tal resolución u orden.
• La Junta, dentro de! termino de quince (15) días de haberse presentado dicha moción, deberá considerarla. Si la rechazare de piano o no actuare dentro de las quince (15) días, el término para solicitar revisión judicial será efectivo nuevamente desde que se notifique dicha denegatoria o desde que expiren esos quince (15) días, según sea el caso.

- Si se tomare alguna determinación en su reconsideración, el termino para solicitar la revisión judicial empezara a contarse desde la fecha en que se archiva en autos una copia de la notificación de la Junta resolviendo definitivamente la moción cuya resolución deberá ser emitida y archivada en autos dentro de las noventa (90) días siguientes a la radicación de la moción.
- Si la Junta Examinadora dejare de tomar alguna acción con relación a la 111oción de reconsideración dentro de noventa (90) días de haber sido radicada la moción acogida para la resolución, perderá jurisdicción sobre la misma y el termino para solicitar la revisión judicial comenzara a contarse a partir de la expiración del término de noventa (90) días, salvo que el Tribunal, par justa causa, autorice a la Junta Examinadora una prórroga para resolver, par un tiempo razonable.

**6) Revisión Judicial**
- La parte adversamente afectada por una orden o resolución final de una Junta podrá presentar una solicitud de revisión judicial ante el Tribunal de Apelaciones con copia de la notificación de la orden o resolución final de la Junta. La parte notificara a la Junta la presentación de la solicitud de revisión. La notificación podrá hacerse par correo.
- Cualquier parte adversamente afectada par la resolución del Tribunal de Apelaciones podrá solicitar la revisión de esta mediante la presentación de un Recurso de *Certiorari* ante el Tribunal Supremo.

# CAPITULO VIII
### Articulo I- Disposiciones Misceláneas
### Sección I - Clausula de Separabilidad
Si cualquier clausula, párrafo, artículo, sección o parte de este Reglamento es declarado nulo no afectara las demás disposiciones ni la aplicación de este Reglamento cuando puedan tener efecto sin necesidad de las disposiciones que hubieran sido declaradas nulas y a tal fin se declara que las disposiciones de este Reglamento son separables unas de otras.

### Sección II - Enmiendas
Este Reglamento podrá ser enmendado por iniciativa de la Junta, par organizaciones profesionales de enfermería, el Departamento de Salud y cualquiera otra entidad o persona que representa la profesión o el interés público mediante proyecto de enmiendas sometido par petición de la organización profesional que representa esta profesión o propuesta por la Junta con la aprobación de la mayoría simple de sus miembros. Sera necesaria la celebración de -vistas publicas y la aprobación del Secretario de Salud para que las enmiendas entren en vigor, según lo requiere la Ley

Número 38 del 30 junio de 2017, Ley de Procedimiento Administrativo Uniforme del Gobierno de Puerto Rico, según enmendada (LPAU).

**En San Juan, Puerto Rico a 11 de octubre de 2024.**

**POR LA JUNTA EXAMINADORA DE ENFERMERIA DE PUERTO RICO**

[Firmas Omitidas]
Dra. Joseline López Lebrón, ED.D, RN, MSN
Presidenta
Irma I. Rivera Flores, MSN
Vicepresidenta
Julie Rosario Rodríguez, MSN
Miembro de Junta
Dr. Carlos J. Borrero Ríos
ARNA, CRNA, MSA, DNAP, EdD
Miembro de Junta
Norma Pou Román
Miembro de Junta
Keila Familia Rosa, ADN, BSN, CWSCN, MSN
Carlos Mellado López, MD
Secretario de Salud

## 8. Reg. 9411 Reglamento para Establecer el Salario Mínimo a ser Devengado por un(a) Profesional de la Enfermería en el Servicio Público.

Aprobado: 12 de octubre de 2022
Radicado: 13 de octubre de 2022

### ARTÍCULO 1. DISPOSICIONES GENERALES

**1.1 Título**

Este reglamento se conocerá como el *"Reglamento para establecer el salario mínimo a ser devengado por un(a) profesional de la enfermería en el servicio público"*.

**1.2 Base Legal**

Se adopta este reglamento conforme a la autoridad que le confiere al Secretario de Salud la Ley Núm. 81de14 de marzo de 1912, según enmendada, conocida como la "Ley Orgánica del Departamento de Salud"; la Ley Núm. 28-2005, según enmendada, conocida como la "Ley para establecer las escalas de salario para los profesionales de la enfermería en el sector público" (en adelante, Ley Núm. 28); la Ley Núm. 254-2015, conocida como la "Ley para regular la práctica de la enfermería en Puerto Rico" (en adelante, Ley Núm. 254); y la Ley Núm. 38-2017, según enmendada, conocida como la "Ley de Procedimiento Administrativo Uniforme del Gobierno de Puerto Rico".

**1.3 Propósito**

Mediante la Ley Núm. 28, se estableció el salario mínimo a ser devengado por un(a) o profesional de la enfermería en el servicio público. Lo dispuesto en la Ley Núm. 28, fue adoptado mediante reglamentación por el Secretario de Salud a través del Reglamento Núm. 7234 de 17 de octubre de 2006. Posteriormente, se aprobó la Ley Núm. 136-2020, la cual enmendó la Ley Núm. 28 y añadió nuevas categorías en la práctica de la enfermería, de conformidad con las disposiciones contenidas en la Ley· Núm. 254. A su vez, aumentó el salario mínimo a ser devengado por estos profesionales de la salud.

Se adopta este reglamento con el propósito de atemperar la reglamentación del Departamento de Salud a la retribución mínima establecida en la Ley Núm. 28. La adopción de este reglamento contribuye a retener el mejor personal de enfermería en Puerto Rico y a garantizar mejores condiciones de trabajo para estos profesionales.

**1.4 Derogación**

Con la adopción del presente reglamento se deroga totalmente el Reglamento Núm. 7234 de 17 de octubre de 2006, *"Reglamento para la implantación del salario mínimo para los profesionales de la enfermería en el servicio público"*.

**1.5 Definiciones**

Los siguientes términos o frases tendrán el significado que se expresa a continuación:

a. Autoridad Nominadora - Significará cualquier funcionario o agencia, corporación, oficina o municipio con facultad legal para hacer nombramientos y despidos para puestos en el Gobierno de Puerto Rico.

b. Enfermería - Es la ciencia y el arte de brindar cuidado de salud a individuos, familias, grupos y comunidad tomando en consideración las etapas de crecimiento y desarrollo en la cual se encuentren. Su campo de acclon es la promoción y el mantenimiento de la salud, la prevención de las enfermedades, participación en sus tratamientos, incluyendo la rehabilitación, y preparación para la muerte. El objetivo de la enfermería es aportar significativa y deliberadamente al máximo bienestar físico, mental, social y espiritual del ser humano.

c. Entidad Pública- Se refiere a toda agencia, corporación o instrumentalidad pública, oficina o municipio en el Gobierno del Estado Libre Asociado de Puerto Rico.

d. Experiencia- Para fines de este reglamento se considerará un profesional con experiencia a todo profesional de la enfermería con al menos un año ejerciendo las funciones de enfermera(o) práctica(o), asociada(o), generalista o especialista, según definidas en la Ley Núm. 254.

e. Junta - Junta Examinadora de Enfermería.

f. Profesionales de Enfermería:

1. **Enfermera( o) Práctica( o)** - Persona que posee un diploma de enfermería práctica otorgado por una institución autorizada por el Departamento de Educación de Puerto Rico, en los casos que aplique, y por el Consejo de Educación de Puerto Rico, y está autorizada a ejercer por la Junta Examinadora de Enfermería. Es la persona que realiza cuidados selectivos a individuos, que requieren habilidad y juicio propio de su preparación de enfermería, pero no los conocimientos requeridos a los enfermeros(as) de práctica avanzada, especialistas, generalistas o de grado asociado y que, por lo tanto, solo pueden trabajar bajo la dirección de éstos o de los médicos y dentistas autorizados a ejercer en Puerto Rico. Realiza las funciones y responsabilidades establecidas en la Ley Núm. 254 y en el Reglamento de la Junta Examinadora de Enfermería.

2. **Enfermera( o) Asociada( o)** - Persona que posee un grado asociado en enfermería de una institución de educación superior autorizada y reconocida por la Junta y licenciada por el Consejo de Educación de Puerto Rico y que posee una licencia otorgada por la Junta Examinadora de Enfermería, que la autoriza a ejercer dicho rol en Puerto Rico. Es la persona que colabora y participa en el cuidado del individuo a través de las diferentes etapas de crecimiento y desarrollo en escenarios de prestación de servicios de salud hospitalarios o estructurados. Realiza estimado de necesidades, planifica, ejecuta cuidado directo de enfermería y evalúa la efectividad de sus intervenciones a pacientes hospitalizados y ambulatorios. Fundamenta sus acciones en un conocimiento de las ciencias naturales y de la conducta humana, participa en actividades relacionadas con la salud del individuo en el contexto de la familia y de la comunidad. Podrá prestar sus servicios por contrato con agencias o personas siempre y cuando, ejerza bajo la dirección y supervisión de las( os) enfermeras( os) generalistas, especialistas o de práctica avanzada. Realiza las funciones y responsabilidades establecidas en la Ley Núm. 254 y en el Reglamento de la Junta Examinadora de Enfermería.

Cada entidad gubernamental tendrá el deber de evaluar a sus profesionales conforme lo dispuesto en la Ley Núm. 254, atendiendo específicamente la descripción de las categorías de los profesionales de la enfermería. El Secretario del Departamento de Salud tendrá la responsabilidad de revisar los salarios básicos establecidos cada cinco (5) años y hacer los ajustes que estime pertinentes.

3. **Enfermera/o Generalista** - Persona que posee un grado de Bachillerato en Enfermería de una institución de educación superior autorizada y reconocida por la Junta y el Consejo de Educación de Puerto Rico y que posee una licencia otorgada por la Junta que le autoriza a ejercer dicho rol en Puerto Rico. Esta persona utiliza destrezas de pensamiento crítico al proveer cuidado de enfermería profesional a individuos, familia y comunidad y al ejercer liderazgo, gerencia y manejo de casos en diferentes escenarios. Es responsable de realizar estimados de necesidades, establecer diagnósticos de enfermería, planificar el cuidado, delegar e implantar medidas terapéuticas interdependientes e independientes, y evaluar la efectividad y eficiencia de las acciones de la práctica de enfermería. Trabaja en coordinación con las/os enfermeras/os especialistas o de práctica avanzada en el cuidado directo de enfermería que se ofrece a los clientes. Las/los enfermeras/os generalistas dirigen el cuidado de enfermería que ofrecen las/los enfermeras/os de las categorías de asociado y práctica, definidos por este capítulo. Estos profesionales podrán funcionar de manera independiente y tener práctica privada ofreciendo sus servicios mediante contratos con agencias o personas en cualquier escenario de salud o área de

práctica. Realiza las funciones y responsabilidades establecidas en la Ley Núm. 254 y en el Reglamento de la Junta Examinadora de Enfermería.

**Articulo 2. Aplicabilidad**

Este reglamento se aplicará a toda entidad pública del Estado Libre Asociado de Puerto Rico.

**Artículo 3. Salario Mínimo De Las(Los) Profesionales De La Enfermería En El Servicio Público**

El personal de enfermería que preste servicios en una entidad pública devengará el salario mínimo básico mensual que a continuación se establece, basado en su preparación académica, experiencia y ejecución por una jornada de trabajo a tiempo completo de treinta y siete y media (37.5) horas semanales:

| | |
|---|---|
| Enfermera(o) Práctica( o) sin experiencia | $1,800.00 |
| Enfermera(o) Práctica( o) con experiencia | $2,000.00 |
| Enfermera(o) Asociada( o) sin experiencia | $2,300.00 |
| Enfermera(o) Asociada (o) con experiencia | $2,500.00 |
| Enfermera(o) Genera lista sin experiencia | $2,750.00 |
| Enfermera(o) Generalista con experiencia | $3,000.00 |

**Artículo 4. Obligaciones Del Patrono En El Sector Público**

Toda entidad pública deberá asegurarse que, conforme con la circular del 30 de junio de 2022 CARTA CIRCULAR NÚM. 2022-013 SALARIO MÍNIMO A SER DEVENGADO POR UN(A) PROFESIONAL DE LA ENFERMERÍA EN EL SERVICIO PÚBLICO, todo su personal de enfermería a tiempo completo esté ubicado en su escala correspondiente, según establecido en el Artículo 3 de este reglamento.

Cada entidad gubernamental tendrá el deber de evaluar a sus profesionales conforme lo dispuesto en la Ley Núm. 254, atendiendo específicamente la descripción de las categorías de los profesionales de la enfermería.

El Secretario del Departamento de Salud tendrá la responsabilidad de revisar los salarios básicos establecidos cada cinco (5) años y hacer los ajustes que estime pertinentes.

**Artículo 5. Personal De Enfermería Por Jornada Parcial**

Para aplicar las disposiciones del Artículo 3 al personal de jornada parcial se deben seguir los siguientes pasos:

a. Identificar la clasificación del empleado(a) para establecer el mínimo básico mensual que debe estar devengando de estar en una jornada completa.

b. Dividir las horas semanales aprobadas para la jornada parcial entre treinta y siete horas y media (37.5)[1];

c. Tomar el resultado anterior y multiplicarlo por el mínimo básico mensual que debe devengar un empleado de tiempo completo dentro de dicha clasificación.

d. El resultado anterior será el salario mensual básico del empleado en jornada parcial. Cabe señalar que, dicho salario mensual será pagado de acuerdo con las frecuencias de pago del sistema de nómina de la entidad pública[2].

Ejemplo:

a. Enfermero Generalista con Experiencia a tiempo completo debe devengar el salario básico mensual de $3,000.00;

b. Si se le aprobó una jornada parcial de 30 horas semanales, se computa 30 / 37.5 = .80;

c. Se multiplica el (.80) x $3,000 = $2,400 (este será el salario mensual);

d. El salario anual es 2,400 x 12 = $28,800.

i. Pago semanal = 28,800 / 52 = $553.85;

ii. Pago quincenal = 28,800 / 24 = $1,200;

iii. Pago bisemanal= 28,800 / 26 = $1,107.70;

iv. Cualquier otra frecuencia deberá ser determinada por la entidad pública. Deberán aplicar las reglas de redondeo. Al redondear, el resultado nunca será menor del equivalente del salario anual que debe devengar el empleado ya sea de jornada completa o parcial.

**Notas:**

1. Horas que trabaja un empleado a tiempo completo a razón de una jornada de treinta y siete horas y media (37.5) semanales, según establece la Ley Núm. 8-2017, según enmendada.

2. La cantidad anual que devengue el profesional de la salud se determina multiplicando el salario básico mensual por los meses del año (12). Para determinar el pago en cada periodo de nómina, se dividirá por la frecuencia de pagos de cada entidad gubernamental. Cuando la frecuencia es semanal, el salario anual se divide entre (52); cuando la frecuencia es bisemanal, se divide entre (26) y cuando la frecuencia es quincenal, se divide entre (24). Cualquier otra frecuencia deberá ser determinada por la entidad pública.

**Artículo 6. Convenios Colectivos**

El establecimiento de las nuevas escalas de sueldo para el personal de enfermería que pertenezca a las unidades apropiadas deberá ser informado a los representantes exclusivos, dentro de los términos establecidos en los convenios colectivos aplicables a las diferentes entidades.

**Artículo 7. Cumplimiento con Normativas Vigentes de la Oficina de Gerencia y Presupuesto y la Oficina de Administración y**

**Transformación de los Recursos Humanos en el Gobierno de Puerto Rico.**
Para la implantación de este Reglamento las entidades públicas deberán cumplir con todas las normativas aplicables establecidas por la Oficina de Gerencia y Presupuesto y la Oficina para la Administración y Transformación de los Recursos Humanos del Gobierno de Puerto Rico (OATRH) a los fines de ajustar los salarios de los profesionales de enfermería. Una vez adoptado e implantado este Reglamento en cada entidad pública, las autoridades nominadoras deberán someter a la OATRH un "raster" de los profesionales de enfermería que incluya: nombre de empleado, número de puesto, clasificación de puesto, fecha de comienzo, categoría unionado o gerencial, estatus regular o transitorio, salario anterior, salario aplicable conforme a este Reglamento, impacto presupuestario. Dicha tabla deberá ser enviada a la OATRH en formato Excel, junto con una certificación firmada de parte de la Autoridad Nominadora de la entidad gubernamental, certificando el cumplimiento con lo dispuesto en este Reglamento.

**Artículo 8. Separabilidad**
Si cualquier parte o disposición de este Reglamento fuere declarada nula por un Tribunal con jurisdicción para así hacerlo, y la sentencia o resolución a la que se refiere adviene final y firme e inapelable, dicho fallo no afectará, perjudicará ni invalidará el resto de este y su efecto quedará limitado a dicha parte.

**Artículo 9. Vigencia**
Este Reglamento fue aprobado por el Secretario del Departamento de Salud, conforme a lo establecido en Ley de Procedimiento Administrativo Uniforme del Gobierno de Puerto Rico, Ley Núm. 38 de 30 de junio de 2017, según enmendada y entrará en vigor treinta (30) días luego de radicado en el Departamento de Estado de Puerto Rico.
En San Juan, Puerto Rico, hoy 12 de octubre de 2022.

[Firma omitida]
**FELIX RODRIGUEZ SCHMIDT, MD**
**SECRETRIO INTERINO**

# 9. Código de Ética Profesional de la Enfermería en Puerto Rico.

**Reglamento Núm. 9650 del 23 de enero de 2025, vigencia 30 días después de su registro.**

### Sección I - Base Legal

La Ley Número 254 del 31 de diciembre del 2015 para Regular la Practica de la Enfermería en Puerto Rico en su Exposición de Motivos, dispone que el propósito de dicha Ley *persigue la excelencia en el servicio de los recursos de enfermería, en armonía con las necesidades de salud de nuestro pueblo y con los nuevos* el *foques de accesibilidad, costo efectividad y de cuidado competente.*

La Ley numero 254, *supra*, dispone en su artículo 8, inciso (b) que "*... será deber de la Junta el preparar y aprobar un Código de Ética relacionado con la práctica de la enfermería en Puerto Rico, el cual será el que regirá en todo escenario de la bores de la práctica de la enfermería, ya sea a nivel público o privado."*

El Reglamento 9104 para Regular la Profesión de la Enfermería en Puerto Rico del 9 de agosto de 2019 en su Capítulo III - *Junta Examinadora de Enfermería,* Regla 6: *Facultades y Deberes,* inciso (b) dispone que "*... será deber de la Junta el preparar y aprobar un Código de Ética relacionado con la práctica de la enfermería en Puerto Rico, el cual será el que regirá en todo escenario de la bores de la práctica de la enfermería, ya sea a nivel público o privado* ".

### Sección II - Propósito y Alcance

El Código de Ética Profesional de la Enfermería en Puelio Rico tiene el propósito de brindar orientación ética sobre las funciones, responsabilidades, comportamientos, juicio profesional y relaciones de la persona profesional de enfermería con la persona paciente, compañeros de trabajo y otros profesionales.

### Sección III - Aprobación

Mediante la Resolución número 2022-132A del 21 de octubre de 2022, la Junta Examinadora de Enfermería de Puerto Rico aprobó el C6digo de Ética Profesional de la Enfermería en Puerto Rico. Dicha Resolución número 2022-132A fue enmendada el 15 de septiembre de 2023

con el prop6sito de recoger el insumo de los comentarios presentados por la ciudadanía y demás personas con interés a tenor con lo dispuesto en la sección 2.2 de la Ley número 38 del 30 de junio de 2017, Ley de Procedimiento Administrativo Uniforme del Gobierno de Puerto Rico, (LPAU).

**Sección IV - Vigencia**

El Código de Ética Profesional de la Enfermería en Puerto Rico comenzará a regir 30 días a partir de su radicación ante el Departamento de Estado.

**Sección V - Definiciones**

1. **Bioética** - *Son los principios de beneficencia, no maleficencia, justicia y autonomía aplicados por el profesional de enfermería durante la intervención y manejo del ser humano respetando la diversidad y expresión e identidad de genera en cualquier escenario e independientemente de la condición de salud o enfermedad.* (Reglamento 9104 del 2019, *supra*, en su Capítulo II sobre Definiciones.)

La Bioética, ética de la vida o ética de la Biología del griego BIOS, vida y ethos, ética, tiene como finalidad el análisis racional de los problemas morales ligados a la biomedicina y su vinculación con el ámbito del derecho y las ciencias humanas. Dicha finalidad implica la elaboración de lineamientos éticos fundados en los valores de la persona y en los derechos humanos, respetando todas las religiones con una fundamentación racional, metodol6gica y científicamente apropiada.

2. **Comportamiento antiético:** acciones que se distancian de la ética y la moral en la práctica de la enfermería.

3. **Consumidor de servicios de salud:** individuo, familia, grupos y comunidad en las diferentes etapas de crecimiento y desarrollo que reciben cuidados de enfermería en diferentes escenarios.

4. **Código de Ética** -*Aspectos que rigen la práctica y el comportamiento de la disciplina de enfermería independientemente su categoría.* (Reglamento 9104 del 2019, *supra*, en su Capítulo II sobre Definiciones).

5. **Enfermería** - *Es la ciencia y el arte de brindar cuidado de salud a individuos, familias, grupos y comunidad tomando en consideración las etapas de crecimiento y desarrollo en la cual se encuentren. Su campo de acción es la promoción y el mantenimiento de la salud, la prevención de las enfermedades, participación en sus tratamientos, incluyendo la rehabilitación y preparación para la muerte. El objetivo de la enfermería es aportar significativa y deliberadamente al máxima bienestar físico, mental, social y espiritual del ser humano.* (Ley número 254 del 2015, *supra*, en su artículo 2 sobre Definiciones.)

6. **Equipo interprofesional:** grupo de profesionales de diferentes disciplinas de salud que interactúan, aportan y comparten conocimientos,

destrezas, valores, actitudes y habilidades para fortalecer el logro de los resultados esperados de la ejecutoria profesional con el consumidor de servicios de salud, familia, grupos y la comunidad.

7. **Ética:** conjunto de normas morales que rigen el comportamiento de la persona en cualquier ámbito de la vida.

8. **Junta:** se refiere a la Junta Examinadora de Enfermería.

9. **Moral:** normas que pretenden regular el comportamiento individual y colectivo en relación con el bien y el mal, y los deberes que implican.

10. **Practica de la enfermería** - *Es el conjunto de todas aquellas acciones, juicios y destrezas basadas en un cuerpo sistemático de conocimientos de la enfermería, de las ciencias biológicas, físicas, sociales, tecnológicas y de la conducta humana, necesarias para cuidar a las individuos, las grupos, la familia y la comunidad.*

*La practica incluye la formulación de diagnósticos de enfermería o diagnósticos clínicos, atender y prevenir problemas de salud de las personas que requieran intervención de enfermería, cuidar y rehabilitar al enfermo y la ejecución de medidas terapéuticas dependientes e independientes, de acuerdo con el nivel de preparación y de conformidad con las leyes vigentes en el Estado Libre Asociado de Puerto Rico. Incluye el cumplimiento de aquellas funciones delegadas de acuerdo al nivel de preparación, autorizadas por la Junta Examinadora de Enfermería de Puerto Rico en su Reglamento. Incluye, además, otros roles tales como administración, supervisión, educación, investigación y consultoría, entre otros.*

*La práctica de enfermería se reconoce coma un servicio social esencial con autonomía, que participa y colabora con otras disciplinas para promover el estado óptimo de salud. Se reconoce el derecho de establecer práctica privada e independiente al profesional de enfermería en las categorías de enfermero/a generalista, especialista y de práctica avanzada. Se reconoce el derecho de todo ciudadano a recibir servicios de calidad y en cantidad suficiente de acuerdo a la categorización de cuidado que corresponda.* (Ley número 254 del 2015, *supra*, en su artículo 2 sobre Definiciones.)

11. **Principio de Autonomía** - En el ámbito de la práctica de la enfermería, significa que los valores, criterios y preferencias de la persona enferma gozan de prioridad en la toma de decisiones, en virtud de su dignidad como ser humano.

12. **Principio de Beneficencia** - Compromete a la persona profesional de enfermería a proporcionar todo el bien a la persona paciente.

El principio de beneficencia se refiere a la obligación de prevenir o aliviar el daño, hacer el bien, ayudar al pr6jimo por encima de los intereses particulares y obrar en función del mayor beneficio posible para la persona paciente. Los elementos que se incluyen en este principio son todos los que implican una acción de beneficio que haga o fomente el bien y prevenga o contrarreste el mal o daño.

Es así como este principio se relaciona directamente con la labor de la persona profesional de la enfermería ya que desde su intervención se encuentra en la necesidad y obligación de ayudar al prójimo, que es la persona paciente, por encima del beneficio propio.

El principio de beneficencia va directamente ligado con la moral de la persona profesional de enfermería que presta la atención, ya que en su intervención es necesaria la promoción del bien y brindar una atención profesional fundada en el respeto.

13. **Principio de Justicia** - En la práctica de la enfermería hay un tercer actor, la sociedad, en la que la persona profesional de enfermería y la persona paciente se insertan. En ella, todos los sujetos merecen el mismo respeto y deben reivindicar su derecho a la vida, a la salud y a la equidad en la distribución de los recursos de salud. El principio de justicia se refiere a la obligación de igualdad en los tratamientos.

14. **Principio de No Maleficencia** - Garantiza y obliga a no dañar a los demás.

**Sección VI. Introducción**

La profesión de enfermería debe estar enfocada hacia el respeto por los demás, la empatía, la compasión, la honestidad, el altruismo y la excelencia profesional pensada desde el ejercicio del compromiso social. El profesionalismo de la práctica de la enfermería se define como un conjunto de conocimientos, habilidades, principios y valores que sustentan la practica idónea de la profesión en el marco de los más elevados estándares de calidad científica, ética y humanística. Estos principios son los siguientes:

1. Honestidad con la persona paciente.
2. Compromiso con la competencia profesional.
3. Respeto por la confidencialidad.
4. Mejoramiento continuo de la calidad de la atención.
5. Integridad y uso adecuado del conocimiento científico y tecnológico.
6. Garantía de un acceso equitativo a servicios de salud.
7. Auto regulación individual y colectiva.
8. Mostrar empatía y paciencia en la atención integral a la persona paciente.

9. Dar importancia al interés de la persona paciente más que el personal.

10. Actuar con responsabilidad, equidad, justicia y honestidad de manera íntegra.

11. Realizar su ejercicio profesional de manera confiable y clara.

12. Mostrar interés en la actualización del aprendizaje continuo.

13. Mostrar comportamientos de respeto hacia todos sus pacientes, sin distinción alguna.

14. Desarrollar habilidades de sensibilidad a las necesidades de las personas pacientes.

15. Dar significado a los valores en la intervención profesional.

16. Reconocer sus limitaciones y dilemas éticos que se puedan presentar en el ejercicio de su labor profesional.

17. Mostrar relaciones de respeto y empatía con sus colegas y profesionales con quienes desarrolla su labor profesional.

**Sección VII - Cánones de Ética Profesional Principios y Fundamentos Inherentes a los Cánones de Ética.**

**Canon 1 - Principio de Beneficencia**

El quehacer de la persona profesional de enfermería está fundamentado en el principio de beneficencia que consiste en el deber de asistir a las personas que lo necesiten. Este principio se vincula con la norma moral de que siempre debe promoverse el bien y tiene como obligaciones derivadas el brindar un servicio de calidad, con atención respetuosa sin importar las condiciones, credos o ideologías.

No debe centrarse únicamente en curar o en restablecer la salud, sino también en prevenir y en educar.

La prevención y tratamiento de las enfermedades que realiza la persona profesional de enfermería están sustentadas en los conocimientos actualizados basados en evidencia, competencias y experiencias adquiridas al servicio de sus pacientes y la sociedad. Desarrollar habilidades en lo relacionado con la prevención o alivio del daño, hacer el bien y ayudar a la persona paciente por encima de los intereses particulares.

**Canon 2 - Principio de No Maleficencia**

El principio de no maleficencia se fundamenta en las bases de no hacer daño a la persona paciente y nos obliga a promover el bien.

La persona profesional de enfermería respetara y hará respetar su profesión procediendo en todo momento con prudencia. Sus conocimientos no podrá emplearlos ilegal o inmoralmente.

La persona profesional de enfermería debe prevenir complicaciones que eventualmente pudieran perjudicar directa o indirectamente la atención a la persona paciente.

En ningún caso utilizara procedimientos que menoscaben el bienestar de sus pacientes o de la comunidad.

Deberá realizar los actos que, aunque no beneficien, puedan evitar daño, y no deberá omitir ningún acto que permita evitar el daño.

**Canon 3 - Principio de Autonomía**

La persona profesional de enfermería ejercerá su profesión con capacidad para deliberar, tomar decisiones y actuar en relación a la persona paciente.

El principio de autonomía consiste en dedicar íntegramente, sin reserva, a su paciente, toda su capacidad profesional, con amor, consagración, responsabilidad y buena fe. Se respetara la decisión informada de la persona paciente en la selección de su tratamiento en el ejercicio de su autonomía.

**Canon 4 - Principio de Justicia**

El principio de justicia se refleja en el campo de la salud como un derecho que debe ser garantizado por el Estado.

El principio de justicia tiene la norma moral de brindar a la persona paciente la atención que necesite, brindando un adecuado nivel de atención tomando en consideración los recursos disponibles.

Ejercer garantías teniendo en cuenta una buena calidad de atención sin distinción alguna asegurando cuidados apropiados y a costos razonables.

**Deberes de la Persona Profesional de Enfermería hacia la Persona Paciente.**

**Canon 5**

El principal compromiso de la persona profesional de enfermería es con los destinatarios de los servicios de salud. Esto son: la persona paciente, familia, grupos y comunidades. La persona profesional de enfermería respetara el derecho de auto determinación de la persona paciente, quien participara en la toma de decisiones respecto al cuidado y tratamiento de su enfermedad. La persona profesional de la enfermería debe educar a las personas pacientes, familias, grupos y comunidades sobre los recursos disponibles, las opciones de tratamiento y la capacidad de autocuidado y actuara para salvaguardar la salud de la persona paciente.

**Canon 6**

Toda persona profesional de enfermería atenderá a sus pacientes, o a personas que necesiten sus servicios utilizando su dominio y destrezas necesarias.

**Canon 7**

Toda persona paciente tiene derecho a que se le respete su dignidad, su integridad personal, su intimidad física y a que se trate con cortesía. La persona profesional de enfermería cumple con su compromiso primario de mantener la salud y promover el bienestar y seguridad de la persona paciente.

**Canon 8**

La persona profesional de enfermería se asegurara de que la persona paciente reciba información comprensible, precisa, suficiente y oportuna tomando en consideración la cultura, el estado psicológico, las necesidades lingüísticas, cognitivas y físicas de la persona paciente. Cuando la persona paciente no esté en condición de entender la información en torno a su condición de salud o enfermedad, por respeto a su dignidad la persona profesional de enfermería requirirá la presencia de la persona tutora legal o un familiar autorizado para que pueda servir de intermediaria. En casos judiciales se deberá cumplir con la orden del tribunal, si aplica, de manera que se pueda asegurar que los mejores intereses de la persona paciente están correctamente atendidos. En una situación de emergencia sin que haya quien represente a la persona paciente ni alguna directriz anticipada, la persona profesional de enfermería podrá ofrecer los cuidados que según su conciencia y juicio profesional se requieran en cumplimiento con los estándares de la mejor práctica de la enfermería y el tratamiento médico prescrito.

La persona profesional de enfermería debe estar alerta y tomar las medidas apropiadas en todos los casos de prácticas o acciones incompetentes, no éticas, ilegales o aquellas que pongan en peligro los derechos o los mejores intereses de la persona paciente. La persona profesional de enfermería deberá notificar a la administración de la organización en la que prestan servicios y a las agencias del Gobierno toda practica inapropiada o cuestionable que afecte los mejores intereses de la persona paciente, así como en la integridad de la práctica de enfermería. Todas las personas profesionales de enfermería tienen la responsabilidad de ayudar a los denunciantes que identifican practicas potencialmente cuestionables que se sustentan en los hechos para reducir el riesgo de represalias contra las personas profesionales de enfermería que denuncian prácticas incompetentes, ilegales o antiéticas cometidas por las organizaciones que prestan servicios de salud.

**Canon 9**

La persona profesional de enfermería cooperara con la Junta Examinadora de Enfermería de Puerto Rico en la investigación de asuntos que se traigan ante la consideración de la Junta o las autoridades correspondientes sobre personas profesionales de la enfermería que actúen contra las leyes y reglamentos de su profesión incluyendo la práctica ilegal de la enfermería, entre otras, o su conducta viole los cañones de ética que aquí se establecen.

**Canon 10**

La persona profesional de enfermería ejerce su profesión tomando en consideración su competencia individual, la categoría o especialidad y preparación académica que es pertinente a su práctica profesional según lo establece la Ley número 254 del 31 de diciembre de 2015, Ley para Regular la Practica de la Enfermería en Puerto Rico y el Reglamento número 9104 del 9 de agosto de 2019 para Regular la Profesión de la Enfermería en Puerto Rico.

**Canon 11**

La persona profesional de enfermería que ejerce de forma privada e independiente, ofrecerá a la persona paciente los servicios por los cuales se le haya contratado y bajo ningún concepto Negara los servicios de salud por raz6n de costos. Tampoco podrá aceptar dinero o regalos por un servicio de salud ya pagado por una institución.

**Canon 12**

En la prestación de servicios, la persona profesional de enfermería no discriminara por razón de género, edad, religión, política o clase social, origen o nacionalidad o cualquier otro tipo de discrimen no relacionado con la mejor práctica de la enfermería conforme a los estándares de esta profesión.

**Canon 13**

La persona paciente no será utilizada para procedimientos experimentales sin antes mediar el consentimiento informado de esta. Una vez la persona paciente dé el consentimiento informado, la persona profesional de enfermería que ofrezca sus servicios en centros de investigación aprobados por agencias federales y estatales deberá cumplir con los protocolos éticos de protección al sujeto humano en la investigación. El consentimiento informado para este tipo de procedimiento experimental debe como mínimo incluir los riesgos y las ventajas de la investigación.

**Canon 14**

La persona profesional de enfermería respetara el derecho de la persona paciente a la confidencialidad en el manejo de la información relativa a su condición y/o enfermedad. La persona profesional de enfermería guardara las confidencias de sus pacientes, así como cualquier otra información que sea consecuencia directa o indirecta de su relación profesional.

Las únicas excepciones a este deber será cuando una orden o norma jurídica obligue a revelar el secreto médico o cuando por guardar confidencialidad, la vida de la persona paciente, de la persona profesional de enfermería o de terceras personas estén en peligro o riesgo. Si la persona profesional de enfermería no está ante una de las excepciones antes mencionadas, deberá obtener una autorización escrita de la persona paciente para poder brindar información a una tercera persona. Si la persona paciente no está capacitada para tomar decisiones, se le brindara la información únicamente a la persona tutora legal, de manera que se puedan asegurar los mejores intereses de la persona paciente.

**Canon 15**
La comunicación efectiva es esencial en la relación de la persona profesional de enfermería y su paciente. Esta comunicación debe ser efectiva para informar y educar a la persona paciente y para obtener información que ilustre a la persona profesional de enfermería sobre el historial de salud, necesidades, la condición de salud y/o enfermedad de su paciente. El proceso de comunicación es éticamente pertinente porque humaniza la relación clínica. Esta comunicación debe hacerse con empatía, compasión y solidaridad.

**Canon 16**
La persona profesional de enfermería ofrece los cuidados compasivos que requieren las personas pacientes más vulnerables que padecen condiciones debilitantes o terminales y que necesitan apoyo físico, mental, social, emocional y espiritual.

**Deberes de la Persona Profesional de Enfermería en su Práctica Profesional.**

**Canon 17**
La persona profesional de enfermería documentara en el expediente de salud de la persona paciente sus intervenciones y el ámbito de sus funciones en cumplimiento con las leyes y reglamentos vigentes.

**Canon 18**
La persona profesional de enfermería no utilizara su relación profesional con la persona paciente para llevar a cabo algún tipo de acercamiento, insinuación, avance sexual u otra actuación que suponga detrimento a la dignidad de la persona.

**Canon 19**
La persona profesional de enfermería evitara causar dolor físico o sufrimiento innecesario a la persona paciente en toda intervención invasiva o no invasiva que a su juicio y de acuerdo a los estándares de la mejor practica de la enfermería, sea necesaria.

La persona profesional de enfermería defiende los derechos de la persona paciente y contribuye a que conserve la vida, prevenga enfermedades, restaure su salud, alivie su sufrimiento, o cuando las metas de cuidado no son alcanzables conforme al criterio médico, actuara en todo momento en la atención de la persona paciente respetando su dignidad, incluyendo en el momento de su preparación para la muerte.

**Canon 20**
Cuando la integridad de la persona profesional de la enfermería se vea comprometida por patrones de comportamiento de la institución, que generen angustia moral, la persona profesional de la enfermería tiene la obligación de expresar su preocupación u objeción a la autoridad o comité correspondiente con anticipación y de manera oportuna. Los administradores de enfermería deberán responder las inquietudes y trabajar para resolverlas de manera que se preserve la integridad de la persona profesional de enfermería. Esto incluye el cambiar las actividades en el entorno de práctica que son moralmente objetables.

**Canon 21**
Es altamente impropio que una persona profesional de enfermería sugiera u ofrezca servicios innecesarios con la intención de lucrarse económicamente. En aquellos casos donde la persona profesional de enfermería tenga un contrato con un plan médico u organización de servicios de salud para la prestación de servicios, cobrara a los subscriptores de dicho plan que sean sus pacientes, única y exclusivamente lo que se haya establecido en el contrato. Aquellos servicios no cubiertos por dicho plan, deberá ser notificados a la persona paciente.

Las personas profesionales de enfermería colaboran con organizaciones profesionales y gubernamentales para formular políticas, programas, proyectos y legislación que aborden los determinantes socioecon6micos y las disparidades en los servicios de salud.

**Canon 22**
La persona profesional de enfermería educador no solicitara ni aceptara regalos, dinero o favores de ningún tipo para cambio de nota o pase del curso.

**Canon 23**
La persona profesional de enfermería colabora con otras personas profesionales de la salud para ofrecer el mejor servicio que requiere la condición médica de la persona paciente y que contribuya a la prevención de enfermedades de su comunidad o sociedad.

**Canon 24**
La persona profesional de enfermería participa en la formulación de política pública de su profesión incluyendo el mejoramiento y cumplimiento de las

leyes y reglamentos pertinentes a la práctica de la enfermería en Puerto Rico.

**Deberes de la Persona Profesional de Enfermería hacia sus Colegas y Demás Profesionales de la Salud que Intervienen con la Persona Paciente.**

**Canon 25**

La persona profesional de enfermería observara con sus colegas una actitud de respeto, cordialidad, honradez, ayuda, sinceridad, armonía, consideración, aprecio y cooperación profesional, sin desvalorizar ni pormenorizar la labor de los demás.

**Canon 26**

La persona profesional de enfermería reconocerá la interacción de las diferentes disciplinas de salud, el apoyo moral reciproco entre las personas profesionales de la salud para el bienestar de la persona paciente y tendrá el deber de compartir conocimientos, destrezas y experiencias con sus colegas y otras personas profesionales de la salud.

**Canon 27**

La persona profesional de enfermería valora su propia dignidad, bienestar y salud. Para lograr esto trabaja en lograr entornos de practica positivos, caracterizados por el reconocimiento profesional, la educación, la reflexión, las estructuras de apoyo, los recursos adecuados y la seguridad y salud en el trabajo.

**Canon 28**

Ninguna persona profesional de enfermería podrá practicar ni anunciarse como especialista en un área de enfermería sin estar debidamente certificado por la Junta Examinadora de Enfermería de Puerto Rico.

**Canon 29**

La persona profesional de enfermería no pagara o recibirá comisiones, bonificaciones, ni compensaciones por parte de ningún colega, hospital, farmacia, compañía farmacéutica, laboratorio, organización, agencia o cualquier otra entidad o persona, directa o indirectamente por referidos de personas pacientes o por el endoso de modalidades terapéuticas particulares. Esto no se interpretara como una prohibición de recibir honorarios por servicios de consultoría.

**Canon 30**

La persona profesional de enfermería no pactara honorarios contingentes por la participación como testigo perito en procedimientos judiciales o cuasi judiciales.

**Canon 31**

La persona profesional de enfermería deberá informar a las autoridades correspondientes cualquier acto o situación que ponga en peligro el bienestar de la persona paciente, la calidad de los servicios y la reputación de la profesión.

**Canon 32**

La persona profesional de enfermería participa en la fijación de condiciones de trabajo que sean econ6micas y socialmente justas para sus colegas y promueve un ambiente de trabajo que provea para el desarrollo profesional y el mejor desempeño de su función.

**Deberes de la Persona Profesional de Enfermería con su Profesión.**

**La persona Profesional de Enfermería:**

**Canon 33**

Se mantiene al día mediante el cumplimiento de las normas y reglamentos de los programas de educación continua requeridos por la Junta Examinadora de Enfermería de Puerto Rico, con los adelantos que se presentan en el campo de la enfermería y contribuye al mejoramiento y prestigio de su profesión.

**Canon 34**

Defiende su profesión contra toda práctica inmoral, ilegal o desleal.

**Deberes de la Persona Profesional de Enfermería con la Sociedad**

**Canon 35**

La persona profesional de enfermería participa en actividades de investigación, comités, seminarios y programas educativos de mejoramiento profesional. Esto incluyendo las actividades de organizaciones profesionales para crear solidaridad y cooperación de manera que se promuevan condiciones laborales y socioecon6micas favorables para las personas profesionales de enfermería.

**Canon 36**

La persona profesional de enfermería exaltara el honor y la dignidad de su profesión.

Además, tendrá el deber de promover con sus acciones aquellos elevados principios de integridad de carácter, honradez y civismo para que sirvan de ejemplo a sus colegas, su familia, grupos y comunidad.

**Canon 37**

La persona profesional de enfermería tendrá el derecho y la obligación de reafirmar su autoridad en el juicio profesional en cumplimiento con los estándares de la mejor practica de la enfermería en Puerto Rico ante cualquier organismo, persona, compañía de seguros, hospital o quien fuere, que comprometa adversamente la salud de la persona paciente bajo su cuidado.

Deberá rechazar presiones de parte de instituciones públicas o privadas con las que tengan relaciones contractuales o administrativas, que puedan menoscabar la integridad o el discernimiento profesional del juicio clínico, en cualquier fase de la relación con su paciente.

**Canon 38**
La persona profesional de enfermería observará los principios éticos incorporados en este Código en el ambiente clínico y en cualquier otro contexto en el que se desempeñe.

**Canon 39**
La persona profesional de enfermería respetará los derechos civiles y humanos de cada uno de los miembros de la sociedad, especialmente los relacionados a la preservación de la vida, la salud física y mental.

**Canon 40**
La persona profesional de enfermería crea un entorno ético y una cultura de civismo y amabilidad, tratando a las personas colegas, compañeros de trabajo, empleados, estudiantes y demás personas con dignidad y respeto. Para lograrlo debe mantener relaciones profesionales, respetuosas y afectuosas con sus colegas y debe comprometerse con el trato justo, la transparencia y el compromiso de preservar la integridad y lograr la mejor resolución de los conflictos.

**Deberes de la Persona Profesional de Enfermería hacia la Humanidad.**

**Canon 41**
La persona profesional de enfermería debe sensibilizarse ante las desigualdades e injusticias y también ante las necesidades de la población servida y la humanidad.

**Canon 42**
La persona profesional de enfermería deberá tener conocimiento de informática biomédica de la tecnología de la comunicación y la información.

La persona profesional de enfermería debe usar la tecnología al servicio de su práctica profesional y no hacerse dependiente de ella.

**Canon 43**
La persona profesional de enfermería promoverá causas que fomenten el bien común mediante iniciativas que protejan la salud humana y la biodiversidad.

**Canon 44**

La persona profesional de enfermería comparte sus conocimientos y experiencia y brinda retroalimentación, orientación y apoyo al desarrollo profesional de estudiantes de enfermería, personas profesionales de enfermería recién graduadas y con poca experiencia, colegas y otros proveedores de servicios de salud.

**Canon 45**

La persona profesional de enfermería se prepara y responde a emergencias, desastres, conflictos, epidemias, pandemias, crisis sociales y condiciones de escasez de recursos. La seguridad de quienes reciben atención y servicios es una responsabilidad compartida por las personas profesionales de enfermería y los líderes de los sistemas y organizaciones de salud. Esto implica evaluar los riesgos y desarrollar, implementar y dotar de recursos para mitigar los desastres.

**Sección VIII - Debido Proceso de Ley Mediante Vista Adjudicativa ante la Junta Examinadora de Enfermería para Resolver Quejas y Controversias Éticas de Profesionales de Enfermería.**

El Artículo 8 de la Ley 254 del 2015, *supra,* dispone que la Junta:

*(f) Celebrara vistas administrativas para investigar y determinar si ha habido violación a las disposiciones de esta Ley y la reglamentación aprobada par la Junta por parte de algún aspirante o profesional de la enfermería y de cualquier ciudadano que se encuentre involucrado en alegados hechos violatorios a las disposiciones de esta Ley y la reglamentación que a estos efectos establezca la Junta. Adjudicara a base de las hechos y el derecho aplicable los casos ante su consideración. Expedirá citaciones para la comparecencia de testigos y presentación de documentos en cualquier vista que se celebre de acuerdo con los términos de esta Ley.*

*(o) En virtud de alguna queja o denuncia radicada de cualquier persona natural o jurídica ante la Junta, o de advenir coma Junta en conocimiento par media de información pública, podrá la misma en cualquier momento iniciar un proceso administrativo o referir las hallazgos u información obtenida a las autoridades estatales o federales pertinentes contra cualquier enfermera/o o aspirante que incurra en violaciones a las disposiciones de esta Ley o reglamentación emitida por la Junta.*

*(p) Determinara acción disciplinaria mediante amonestación, multas, restitución, servicios comunitarios, suspensión sumaria, suspensión por termino definido, realizara referidos ante agendas fiscalizadoras para la investigación y adjudicación pertinente, así coma, revocara, anulara,*

cancelara o restituirá las licencias luego de las debidos procesos establecidos por las disposiciones de esta Ley y su reglamentación.

El Articulo 9.-Medidas disciplinarias de la Ley número 254, *supra,* dispone que *La Junta dispondrá par reglamento la sanción que aparejara cada violación a cualquiera de las términos de esta Ley. También la Junta podrá suspender sumariamente, o suspender por un término definido o indefinido la licencia profesional que algún enfermero(a) ostente, por lo que se faculta a la Junta a celebrar vistas administrativas con el propósito de dilucidar cargos por violaciones a las disposiciones de esta Ley, par iniciativa propia o mediante querella de la parte interesada contra cualquier persona que:*

*(a) Ejerza la enfermería sin haber cumplido con los requisitos para la práctica de la enfermería en Puerto Rico.*

...

*(c) Observe conducta contraria al orden público, comprobada por evidencia de acuerdo con las leyes vigentes de Puerto Rico o cuya conducta este encontrada o sea contraria a los postulados de la profesión de enfermería.*

*(d) Sea convicto de un delito grave en Puerto Rico o de un delito cometido fuera de Puerto Rico que de cometerse en Puerto Rico sería considerado un delito grave relacionado con la práctica de enfermería. Si el delito grave no es relacionado con la práctica de la enfermería, la Junta evaluara la posible imposición de una sanción, según los hechos hayan sido probados en el tribunal correspondiente, si estos demuestran que el delito grave cometido incluye o se relaciona con daños a la salud, la vida o la propiedad.*

*(e) Cometa fraude o engaño en la práctica de enfermería o haciéndose pasar como enfermero(a) sin una licencia válida certificada por la Junta.*

*(f) Incurra en impericia en la práctica de la enfermería por negligencia o por otras causas.*

...

*(i) Haber sido imputado(a) ante un Tribunal de Justicia Estatal o Federal de la comisión de unos hechos que atenten contra la salud, la vida o la propiedad.*

*(j) Haber sido destituido justificadamente de sus labores profesionales de enfermería por negligencia probada contra cualquier paciente.*

El Capitulo XII del Reglamento 9104, *supra,* sobre Procedimiento ante la Junta, Regla 1: Proceso de Quejas y Querellas ante la Junta dispone lo siguiente:

1. Ante una queja por violación a este Código de Ética se procederá conforme a la Regla 1, incisos 1 y 2 del Capítulo XII que dispone para una vista adjudicativa. La violación al Código de Ética constituye una violación a la Ley 254, *supra* y al Reglamento 9104, *supra.*

La Regla 2: Vistas Administrativas e Investigaciones dispone lo siguiente:

Le es de aplicación la Ley número 38 del 30 de junio de 2017, según enmendada, conocida como la Ley de Procedimiento Administrativo Uniforme del Gobierno de Puelto Rico (LPAU).

**En San Juan, Puerto Rico a 15 de septiembre de 2023.**

**POR LA JUNTA EXAMINDORA DE ENFEMERIA DE PUERTO RICO.**

[Firmas Omitidas]
Dra. Joseline López Lebrón, ED.D, RN, MSN
Presidenta
Irma I. Rivera Flores, MSN
Vicepresidenta
Julie Rosario
Miembro de Junta
Dr. Carlos J. Borrero Ríos
ARNA, CRNA, MSA, DNAP, EdD
Miembro de Junta
William González Ríos
Miembro de Junta
Norma Pou Roman
Miembro de Junta
Carlos Mellado López, MD
Secretario de Salud

**LexJuris de Puerto Rico**
Hecho en Puerto Rico
Febrero, 2025

www.ingramcontent.com/pod-product-compliance
Lightning Source LLC
Chambersburg PA
CBHW070638220526
45466CB00001B/219